Prof. Dr. Nicolai Worm   Dr. med. Christine Theiss

W0083650

LIEBE
LEICHTER

Der erstaunliche Zusammenhang zwischen
Lebensstil und Libido –
und was du selbst tun kannst

INHALT

VORWORT

»Body Positivity« ist in aller Munde. Zeitschriften, Fernsehformate und auch Werbung kommen an dieser Bewegung nicht vorbei. Wo früher gertenschlanke Models sich auf Plakatwänden räkelten, präsentieren heute Damen mit deutlich größeren Konfektionsgrößen die Unterwäsche. Ja, es ist richtig und wichtig, dass Menschen mit Übergewicht nicht ausgelacht oder gar ausgegrenzt werden. Kein Mensch soll aufgrund seines Aussehens diskriminiert werden, sich wegen seines Gewichtes schämen oder die Teilnahme am Leben meiden.

Fakt ist aber auch, dass unser Körper nicht dafür gemacht ist, über Jahre viele zusätzliche Kilogramm mit sich herumzuschleppen. Mit der Zeit brennt es an allen Ecken und Enden, sei es im Bewegungsapparat, im Herz-Kreislauf- oder eben auch im Hormonsystem. Dass viele Erkrankungen durch Übergewicht ausgelöst oder gefördert werden, ist mittlerweile auch in der Bevölkerung bekannt, etwa Typ-2-Diabetes oder Herzinfarkt. Was den Betroffenen leider noch viel zu wenig bewusst ist: Zu viele unnötige Kilos und vor allem zu viel innerliches Fett können das eigene Sexualleben bis hin zur Fruchtbarkeit massiv stören.

Mit diesem Buch wollen wir das Bewusstsein für diese Problematik schaffen, aufklären und Lösungsansätze bieten. Warum ausgerechnet wir? Sind wir doch keine Sexualmediziner, Gynäkologen oder Urologen. Weil man diese Störungen nicht mit Medikamenten heilen kann! Die Problemlösung liegt in einer Umstellung der Lebens- und Ernährungsgewohnheiten. Und hierfür sind wir Fachleute. Einerseits eine ehemalige Profikickboxerin und Ärztin, die seit 2011 im Rahmen der Sendung »Leben leicht gemacht – The biggest Loser« hunderte Abnehmwillige auf ihrem Weg in ein gesünderes und sportlicheres Leben begleitet. Andererseits ein renommierter Ernährungswissenschaftler, dessen Fokus seit Jahrzehnten auf Ernährungsumstellungen zur Bekämpfung von Stoffwechselstörungen und zur langfristigen und gesunden Gewichtsabnahme liegt.

Uns ist bewusst, dass die Themengebiete »Sex, Fruchtbarkeit und Übergewicht« sehr schambehaftet sind. Umso mehr freut es uns, dass Sie unser Buch dennoch in die Hand genommen und sogar schon das Vorwort gelesen haben. Bleiben Sie dran und erfahren Sie mehr darüber, wie alles in unserem Körper miteinander zusammenhängt und warum die Änderung des eigenen Lebensstils die Wende bedeuten kann.

München, im Herbst 2023

Dr. med. Christine Theiss
Prof. Dr. oec. troph. Nicolai Worm

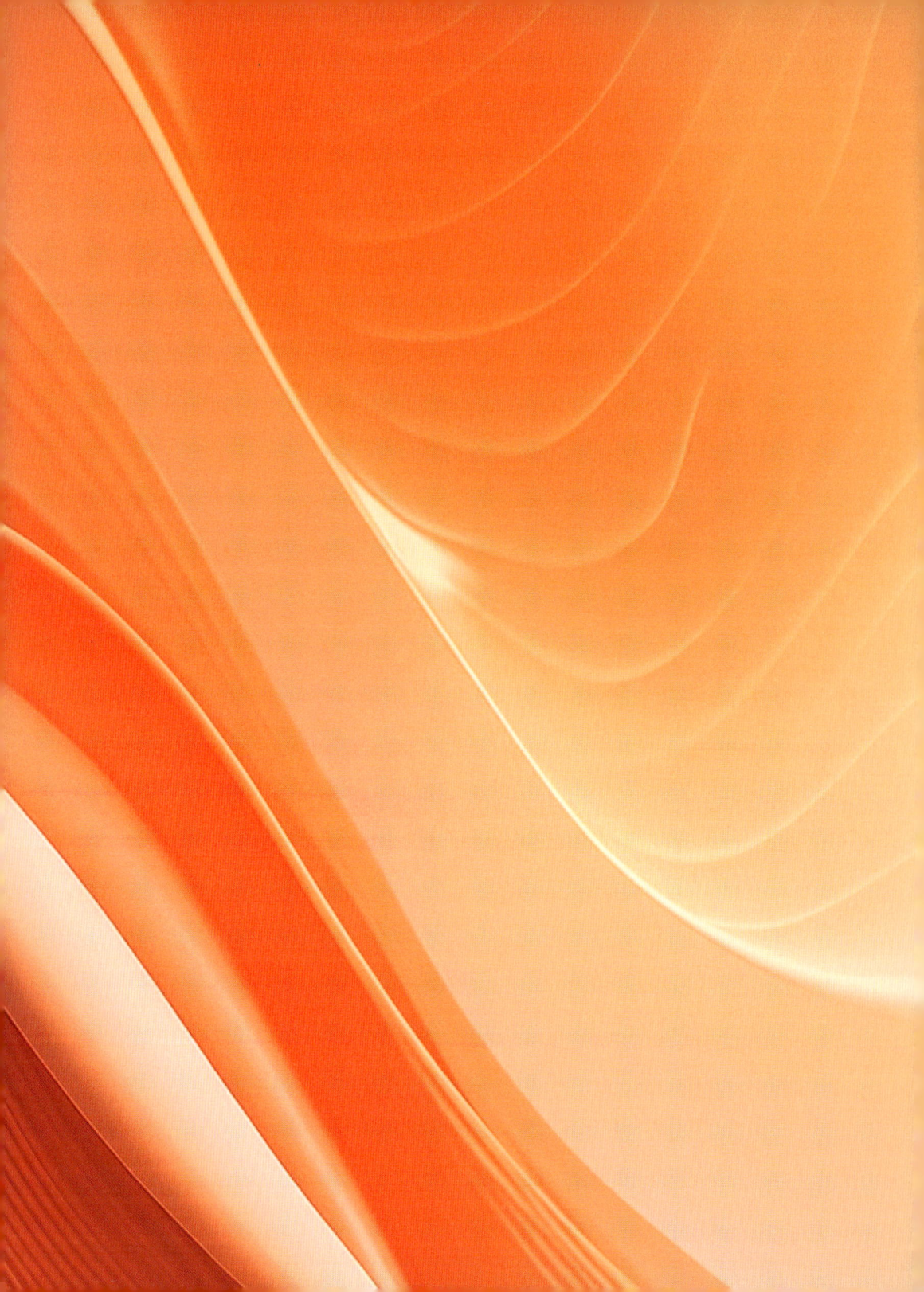

DIE SCHÖNSTE SACHE DER WELT –
UND IHRE STÖRENFRIEDE

DER FRUST MIT DER LUST – DIE TABUISIERTE VOLKSKRANKHEIT

Überall hängen Plakate mit glücklichen, sexuell attraktiven Menschen herum, im Fernsehen ist die Liebe omnipräsent und in den Städten schiebt gefühlt jede dritte Frau einen Kinderwagen vor sich her. Nur bei einem selbst schaut es ganz anders aus. Kennen Sie dieses Gefühl? Als Mann würden Sie liebend gerne mit Ihrer Partnerin oder auch Ihrem Partner im Bett ein Feuerwerk abbrennen, aber leider macht Ihr »bestes Stück« nicht mit. Dabei sind Sie doch noch gar nicht so alt. Und auch die Damenwelt ist betroffen: Sie wären ja durchaus gedanklich bereit, schöne Stunden in Zweisamkeit zu genießen, aber die körperliche Reaktion bleibt aus, Sex wird zu Qual und schon bald verlieren Sie Ihre Lust komplett. Vom Kinderwunsch ganz zu schweigen. Wenn Sie schon mal Ihren Eisprung bekommen, so bleibt er folgenlos. Glauben Sie uns, Sie sind nicht allein. Nur spricht niemand darüber. Dieses Thema ist noch immer schambehaftet und viele haben selbst gegenüber den engsten Vertrauten Hemmungen, offen über die eigenen Schwierigkeiten zu sprechen.

In der Medizin spricht man von einer sexuellen Funktionsstörung beziehungsweise einer sexuellen Dysfunktion, wenn die individuellen Ansprüche an eine erfüllte Sexualität nicht erreichbar sind und die betroffene Person deswegen unter einem Leidensdruck steht.

Wie schon gesagt: Sie sind nicht allein. Die sexuelle Dysfunktion ist inzwischen zu einer wahren Volkskrankheit geworden. Nach neueren Schätzungen leiden 20 bis 30 Prozent der erwachsenen Männer daran und darunter – bei ihnen steht vor allem die Erektionsstörung im Mittelpunkt. Inzwischen leidet schon die Hälfte aller Männer über 40 an einer erektilen Dysfunktion.

Für den einen oder die andere vielleicht überraschend – Frauen sind noch häufiger von sexuellen Funktionsstörungen betroffen, nämlich etwa 40 bis 45 Prozent aller erwachsenen Frauen. Hier sind es vor allem sexuelle Luststörungen – etwa 30 Prozent aller erwachsenen Frauen unter 60 Jahren haben damit zu kämpfen –, gefolgt von Störungen der sexuellen Erregbarkeit. Laut Berufsverband der Frauenärzte in Deutschland hat nahezu jede dritte Frau (temporär) kein Verlangen nach sexuellen Aktivitäten. Etwa elf Prozent empfinden keine oder kaum eine sexuelle Erregung, zehn Prozent finden den Geschlechtsverkehr unangenehm oder haben dabei Schmerzen. Jede vierte Frau hat Hemmungen beim Orgasmus. Und fünf Prozent haben noch nie einen Orgasmus erlebt.

In den Folgekapiteln werden wir diese sexuellen Störungen näher beleuchten und aufgeteilt auf beide Geschlechter die Hintergründe, Risikofaktoren und körperlichen Zusammenhänge schildern.
Jetzt könnten die Älteren unter Ihnen sich vielleicht fragen, wo genau denn jetzt das Problem liege. Man werde nun einmal mit dem Alter ruhiger, der Fokus verschiebe sich und Sex verliere an Wichtigkeit. Das mag ja sein, aber es gibt einen sehr beunruhigenden Trend: Immer mehr und auch immer jüngere Frauen und Männer sind von einer oder mehreren sexuellen Funktionsstörungen betroffen und leiden sehr unter ihrer Situation. Sicherlich kommen etliche Ursachen dafür infrage. Die Störungen können eher psychisch beziehungsweise psychosozial bedingt sein, etwa durch Stress im Beruf oder im Privatleben, durch zu hohen Leistungsdruck, Versagensängste oder Depressionen, durch partnerschaftliche Probleme oder religiöse Hemmungen, aber auch durch Nebenwirkungen von Medikamenten.

Lebensweise, die nicht zum Körper passt

All diese Ursachen erwähnen wir hier nur der Vollständigkeit halber. Den Fokus legen wir im Folgenden auf die körperlichen Ursachen, insbesondere auf die hausgemachten. Damit meinen wir die ungünstige Kombination aus deutlich zu wenig Bewegung, insbesondere der Inaktivität der Muskulatur, und einem kontinuierlichen Überangebot an Nahrung. Der moderne Mensch jagt nun einmal nicht mehr stundenlang mit Pfeil und Bogen einem Großwild hinterher oder betreibt mühsam Feldarbeit, sondern sitzt am Laptop oder bedient Maschinen. Leider kann unser Körper nicht mit dem technischen Fortschritt mithalten und mit der Zeit entwickeln sich aus dem Zusammenspiel von Muskelinaktivität und übermäßigen Fettdepots Stoffwechselstörungen. An deren Ende wiederum steht ein bunter Strauß an Erkrankungen wie Typ-2-Diabetes, Herzinfarkt, aber eben auch sexuelle Dysfunktion oder Unfruchtbarkeit. Ursache für all diese Krankheiten und Störungen: ein Lebensstil, für den unser Körper nicht gemacht ist.

Packen Sie es an

Viele, die von sexuellen Problemen betroffen sind, leiden im Stillen oder hoffen, dass sich das Problem von allein auflöst. Aber das Ignorieren oder Verschweigen kann sowohl körperlich als auch geistig frustrierend sein und in einer Partnerschaft in vielen Fällen zu Vertrauensverlust, Stress und Beziehungsproblemen führen.

Wir meinen: Holen Sie sich Hilfe – es lohnt sich. Und weil wir sicher sind, dass es leichter fällt, sich medizinische Unterstützung zu suchen, wenn man sich informiert und mit dem Problem auseinandersetzt, haben wir dieses Buch geschrieben. Wir hoffen, dazu beizutragen, das Tabu rund um Erektions- oder Luststörungen aufzubrechen. Wir wollen Ihnen klarmachen, dass Sie keineswegs die oder der Einzige mit einem solchen Problem sind. Mit großer Wahrscheinlichkeit machen Bekannte oder Freunde von Ihnen ganz Ähnliches durch.

Wir, eine Medizinerin sowie ehemalige Leistungssportlerin und ein Ernährungswissenschaftler, legen den Fokus in diesem Buch ganz gezielt auf die Hintergründe der körperlichen Ursachen, da wir mit unseren beiden Kernkompetenzen auch die Therapie anbieten können. Wir zeigen Ihnen, wie Sie Ihre Ernährung umstellen und was Sie an körperlicher Aktivität befolgen sollten, damit Sie auch ohne Operationen und Einnahme von Medikamenten eine sexuelle Funktionsstörung hervorragend und langfristig therapieren können.

WAS FRAUEN DIE LUST VERDIRBT

Fast zufällig berührt seine Hand ihren Arm, man spürt die Energie zwischen den beiden förmlich in der Luft knistern. Sie merkt, wie ihre Nippel hart werden, und ein wohliges Gefühl macht sich in ihrem Unterleib bemerkbar. Das Essen muss warten, denn jetzt wollen die beiden sich erst einmal der schönsten Sache der Welt widmen.

In Filmen jedenfalls funktioniert das meist tadellos. Aber was ist, wenn die eigene Realität eine ganz andere ist? Wenn frau gar keine Lust auf Sex hat, wenn sie Schmerzen dabei empfindet oder die körperlichen Reaktionen ausbleiben, wenn sie zum Beispiel nicht feucht wird? Zunächst einmal gilt: Niemand muss Lust auf Sex haben. Falls Sie aber darunter leiden, dass Ihr Sexualleben brachliegt, dann ist das kein Zustand, den Sie einfach hinnehmen müssen. Denn in vielen Fällen lässt sich etwas gegen eine sexuelle Funktionsstörung oder Dysfunktion unternehmen.

Folgende Kriterien müssen erfüllt sein, damit in der Medizin von einer sexuellen Dysfunktion gesprochen wird:

- Die Symptome bestehen seit mindestens einem halben Jahr,
- sind mit Leidensdruck verbunden und
- äußern sich dadurch, dass das weibliche sexuelle Erleben und Verhalten beeinträchtigt ist, weil die entsprechenden körperlichen Reaktionen vermindert auftreten oder unerwünscht sind oder aber ganz ausbleiben.

Bevor hier auf die verschiedenen Formen der sexuellen Dysfunktion eingegangen wird, werfen wir doch erst einmal einen Blick darauf, wie eine sexuelle Erregung bei der Frau normalerweise vonstattengeht. Es ist nämlich wirklich erstaunlich, was in diesem Zustand alles im weiblichen Körper passiert und wie die einzelnen Elemente, Zahnrädern gleich, ineinandergreifen. Die Wissenschaft unterteilt die weibliche sexuelle Reaktion in vier Phasen:

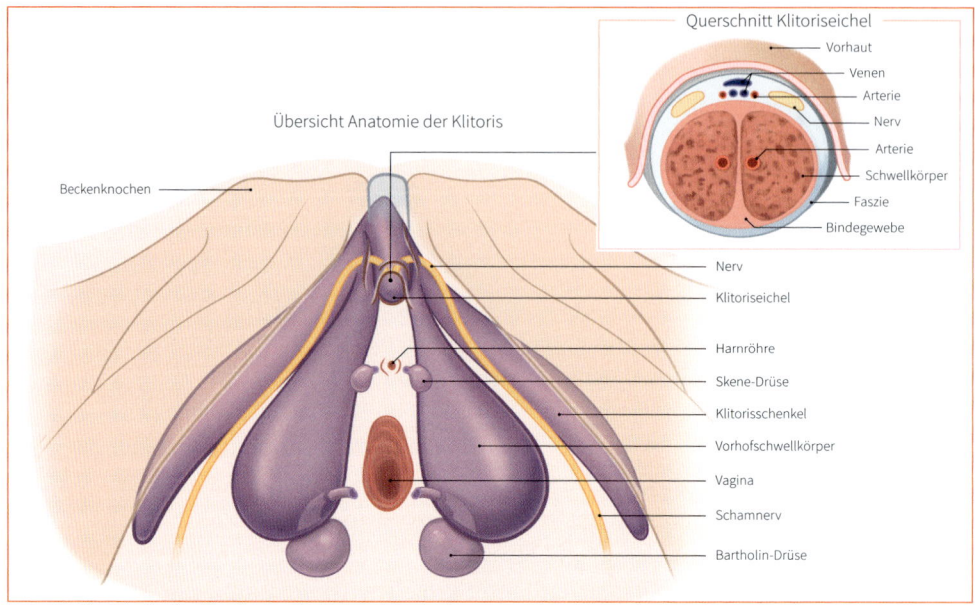

Anatomie der äußeren weiblichen Geschlechtsmerkmale. Der Fokus liegt auf den für unsere Thematik relevanten Strukturen.

Erregungsphase: Zu Beginn steigern sich Herz- und Atemfrequenz. Schamlippen und Klitoris schwellen an und verfärben sich dunkel. Die Vagina wird feucht, in geringem Maß durch die dort ansässigen Skene- und Bartholin-Drüsen, hauptsächlich jedoch aufgrund der gesteigerten Durchblutung, wodurch Feuchtigkeit aus dem vaginalen Gefäßkomplex in die Vagina gepresst wird. Bitte merken Sie sich diesen Punkt schon mal, denn der spielt später im Buch, bei der Schilderung von Störungsursachen, eine wichtige Rolle.

Außerdem richtet sich die Klitoris auf, vergleichbar der Erektion eines Penis, nur eben in der Miniausführung. Die bekannte Frauenärztin und Buchautorin Sheila de Liz vergleicht die Veränderung von Schamlippen und Klitoris in dieser Phase mit dem Aufblasen eines Schwimmringes in Einhorn-Form. Im unerregten Zustand liegt dieses Einhorn schlaff vor einem, und man kann die einzelnen Bestandteile kaum erkennen. Aber dann wird es aufgeblasen, und plötzlich erkennt man die Einzelteile deutlich, die sich da aufrichten und nun groß sind, womit das Einführen des Penis leichter gelingt und Schmerzen vermieden werden.

Die Brustwarzen verhärten sich, und die Brüste schwellen an. Außerdem haben zwei Hormone jetzt ihren großen Auftritt. Zum einen Östrogen, welches dafür sorgt, dass die Frau sich superattraktiv vorkommt, und zum anderen Dopamin, das Lusthormon, welches für Glücksgefühle und Ausgeglichenheit sorgt. Die Erregungsphase kann unterschiedlich lang dauern und hängt mit der Länge der Dopaminausschüttung zusammen.

Plateauphase: In dieser Phase geschieht nichts wirklich Neues. Es wird noch feuchter, diesmal vor allem durch die Bartholin-Drüsen, und das gesamte Klitorisorgan schwillt weiter an. Dadurch wird der Klitoriskopf wieder unter seine »Kapuze« zurückgezogen, unter der er in der Anfangsphase noch herausgelugt hatte. Außerdem wird die Harnröhre durch die Schwellung abgedrückt (darum immer vorher noch einmal Pipi machen).

In dieser Phase kann es zur weiblichen Ejakulation kommen, auch »squirten« genannt. Die dabei austretende Flüssigkeit ist kein Urin, wie viele fälschlicherweise annehmen, sondern wird von den Skene-Drüsen abgesondert und ähnelt der Prostataflüssigkeit. Nicht jede Frau hat diese »Ejakulation«, und nicht jede Frau, die sie hat, bemerkt es. Auch lässt sich der Vorgang nicht beliebig abrufen oder trainieren. Irgendwie ist das Ganze noch ein Mysterium.

Außerdem treten bei mindestens der Hälfte der Frauen in dieser Phase sogenannte »Sex-Flushs« auf, eine rotfleckige Verfärbung der Haut, welche sich auf der Brust beginnend über den ganzen Körper ausbreitet. Wie das Anschwellen von Schamlippen und Klitoris ist auch das ein Hinweis auf eine generelle vermehrte Durchblutung. Zudem kann es zu unkontrollierten Muskelzuckungen kommen. Diese Phase dauert maximal drei Minuten, und dann folgt im Idealfall die nächste Stufe.

Orgasmusphase: Jetzt geht alles plötzlich ganz schnell, und es passieren viele Dinge auf einmal. Die Vagina wird im Eingangsbereich eng, an den verschiedenen Stellen im Becken kommt es zu unkontrollierbaren Kontraktionen, und sogar das weibliche Denken verengt sich. In dem Moment wird nicht mehr an den Einkauf von morgen gedacht, stattdessen übernimmt dieses eine ganz besondere Gefühl das Kommando. Man geht davon aus, dass gleichzeitig auch das im Beckenbereich gesammelte Blut wieder in den restlichen Körper zurückfließt, ähnlich wie nach einer Schleusenöffnung. Auch in dieser Phase kann es zu einer weiblichen Ejakulation kommen.

Jetzt spielen nicht nur die Gefühle verrückt, sondern auch die Hormone. Prolaktin, Oxytocin und Endorphine laufen zur Höchstform auf. Letztere sorgen dafür, dass das Schmerzempfinden herabgesetzt wird. Spätestens jetzt versteht man, warum Sportlerinnen (und Sportler) so oft davon sprechen, dass ein Wettkampf genauso gut ist wie Sex. Da ist man nämlich ebenfalls bis zur Halskrause voll mit Endorphinen und sehr schmerzunempfindlich. Prolaktin und Oxytocin hingegen bewirken etwas völlig anderes, nämlich dass die Damen hinterher verkuschelter sind, sozusagen der erste Schritt in der Vorbereitung auf eine eventuelle Schwangerschaft.

Resolutions- oder Rückbildungsphase: Jetzt bildet sich alles zügig zurück, und nach 15 bis 20 Minuten haben die eben noch geschwollenen Geschlechtsorgane wieder ihre ursprüngliche Größe und Form erreicht, als wenn nichts gewesen wäre. Jetzt nur noch die Haare richten und das Bett glatt streichen, und keiner bemerkt etwas. Allerdings bleibt die Klitoris noch eine ganze Weile sehr empfindlich, sie ist sozusagen im Stand-by-Betrieb und ist bereit, ohne große Vorbereitung sofort wieder mit der ersten Phase zu beginnen, sollte sich die Gelegenheit dazu bieten. Deshalb sind Frauen zu mehreren Orgasmen hintereinander fähig im Gegensatz zu Männern, die danach erst einmal eine Erholungspause brauchen (die in jungen Jahren auch kürzer ausfallen kann als bei reiferen Herren).

Das hat sich die Natur doch wirklich alles gut überlegt und aufeinander abgestimmt. Aber woran liegt es dann, dass es eben oft nicht so klappt wie gedacht? Und wie zeigt sich das? Schauen wir doch mal auf die unterschiedlichen Ausprägungen der sexuellen Dysfunktion bei der Frau.

Welche Störungen gibt es?

Ein häufiges Problem von Frauen sind **Schmerzen beim Liebesakt (Dyspareunie)**. Diese können an den unterschiedlichsten Orten auftreten. Außerhalb der heiligen Hallen an den großen Schamlippen, der Klitoris oder am Damm bis hin zum After. Es kann der gesamte Bereich der Vagina betroffen sein sowie die inneren Organe wie Eierstöcke, Gebärmutter, Harnblase oder Mastdarm. Diese Schmerzen können sich in Form von Brennen, starkem Juckreiz oder Krämpfen der Scheidenmuskulatur (Vaginismus) äußern. Auch wann die Schmerzen während des Geschlechtsverkehrs auftreten, ist ganz unterschiedlich. Die einen beschreiben, dass der Schmerz nur beim Eindringen des Penis vorhanden sei und dann verschwinde, andere berichten, der Schmerz bleibe durchgehend bestehen oder verstärke sich. Sogar ein Auftreten erst nach dem Akt ist möglich. Ebenso ist die Dauer der Schmerzen komplett unterschiedlich, und sie können sich durchaus mehrere Tage bemerkbar machen.

Ein weiteres Symptom ist die **Erregungsstörung**. Hierbei bleibt trotz sexueller Stimulation die genitale Reaktion aus. Das heißt, es wird nur wenig oder gar keine Scheidenflüssigkeit gebildet. In der Medizin spricht man dann von einer Lubrikationsstörung. Dazu ein bildhaftes Beispiel: Stellen Sie sich im Bikini vor, wie Sie versuchen, an einem heißen Tag eine Plastikrutsche zu benutzen. Ohne Flüssigkeit auf der Rutsche wird das garantiert kein Vergnügen: Sie werden keine Geschwindigkeit aufnehmen, der Weg nach unten verläuft holprig und vielleicht bleiben Sie sogar stecken; es wird ziemlich wehtun, eventuell ziehen Sie sich Verbrennungen zu, und Sie werden definitiv keine Lust verspüren, eine solche Rutschpartie zu wiederholen. Wenn die Rutsche aber schön feucht ist, sausen Sie mit einer Mordsgaudi hinunter, nichts schmerzt, und Sie werden es immer wieder tun wollen. Ungefähr so ist das mit der Scheidenflüssigkeit und dem engen Zusammenhang mit dem individuellen sexuellen Vergnügen.

Ein weiteres Kapitel aus »Der Geist ist willig, aber das Fleisch ist schwach« ist die **Orgasmusstörung**. Bei dieser Form hat die Frau durchaus Interesse an Sex und genießt diesen grundsätzlich auch, aber der Höhepunkt bleibt trotz aller Bemühungen aus.

Ganz anders sieht es dagegen bei der **Appetenzstörung** aus. Hier sind grundsätzlich sexuelle Erregung und auch Befriedigung nicht ausgeschlossen, aber die Frau hat kein Interesse am Sex. Früher wurde hierfür der Begriff »Frigidität« verwendet, doch wir finden diese Bezeichnung mehr als schwierig. Wenn sie nicht möchte, weil ihr Gegenüber – aus welchem Grund auch immer – in dem Moment nicht (oder auch nie) der Richtige ist oder der Zeitpunkt unpassend ist, dann ist das ihr gutes Recht. Und dann muss die Frau nicht wollen, auch wenn sie könnte. Deswegen ist es gut, dass dieser alte Begriff abgelöst wurde und hoffentlich aus dem Sprachgebrauch verschwindet, denn er hinterlässt immer einen diffamierenden Beigeschmack. Häufig tritt die Appetenzstörung, auch Libidostörung genannt, bei Patientinnen auf, die frühere negative sexuelle Erfahrungen oder keine eigenen Körpererfahrungen gemacht haben, beispielsweise durch mangelnde Aufklärung oder eine die Sexualität ausklammernde oder abwertende Erziehung. Es kann sich dann auch geradezu ein Widerwille gegen Sex entwickeln.

Mögliche Ursachen einer sexuellen Dysfunktion

Werfen wir doch mal gemeinsam einen Blick auf die Ursachen für sexuelle Störungen. Gerade bei der weiblichen Sexualität spielt die Psyche eine enorm große Rolle und viele Frauen haben zumindest vorübergehend eine sexuelle Funktionsstörung. Die häufigste sexuelle Störung bei Frauen ist ein vermindertes sexuelles Verlangen und Schwierigkeiten, einen Orgasmus zu bekommen. Angeblich betrifft dies etwa jede zehnte Frau. Unser Eindruck ist, dass diese Zahl zu niedrig gegriffen ist und praktisch alle Frauen davon ein Lied singen können. Aber eine Schwalbe macht noch keinen Sommer und »mal eine Zeit lang keine Lust im Bett« macht noch keine Funktionsstörung. Wie schon eingangs zu diesem Kapitel erwähnt, muss der persönliche Leidensdruck vorhanden und die Dauer von mindestens einem halben Jahr gegeben sein, um von einem Krankheitswert zu sprechen.

Zum anderen gibt es natürlich auch körperliche Ursachen, die man zum Teil allein durch Veränderung des Lebensstils positiv beeinflussen kann. Zudem darf man nie außer Acht lassen, dass Psyche und Körper in vielen Fällen nicht getrennt voneinander betrachtet werden können, sondern sich gegenseitig beeinflussen, im Guten wie im Schlechten.

Psychische Ursachen

Kommen wir zunächst zu den psychischen Ursachen, die vielfältig sind. Häufige Ursache von sexuellen Dysfunktionen ist eine Depression, wobei hier nicht immer klar ist, was Henne und was Ei ist. Damit ist gemeint, dass eine sexuelle Funktionsstörung Mitverursacher oder Verstärker einer Depression sein kann. Genauso kann aber auch eine Depression eine sexuelle Dysfunktion verursachen. Wenn eine bleierne Antriebslosigkeit einen im Griff hat, steht lustvoller Sex nicht auf Platz eins der To-do-Liste. Fakt ist jedoch, dass bei bis zu 80 Prozent der Frauen mit schwerer Depression und sexueller Funktionsstörung Letztere deutlich zurückgeht, wenn eine medikamentöse Behandlung der Depression erfolgreich ist.

Anzeichen einer Depression

Die Hauptsymptome einer Depression sind eine niedergedrückte Stimmung, Interessen- und Freudlosigkeit sowie ein verminderter Antrieb und leichte Erschöpfbarkeit.
Es gibt aber auch noch Neben- und Zusatzsymptome, die ebenfalls auf eine Depression hinweisen können: Konzentrations- und Aufmerksamkeitsstörungen, vermindertes Selbstwertgefühl, Schuldgefühle und Gefühl von Wertlosigkeit, negative Gedanken und pessimistischer Blick in die Zukunft, Schlafstörungen, Verlangsamung, aber auch motorische Unruhe, verminderter oder gesteigerter Appetit, Selbstverletzungen bis hin zu passiven Todeswünschen oder Selbsttötungsgedanken.

Verschiedene **Ängste** können ebenfalls zum Verlust der Libido beitragen. Sei es die Angst vor einem Verlust, vor einer Zurückweisung oder vor einem Kontrollverlust. Solche Ängste haben oft ihre Ursache in der Kindheit und müssen keinen sexuellen Hintergrund haben. Wenn Kinder beispielsweise einen Elternteil oder eine andere geliebte Person verlieren, können Verlustängste verhindern, mit einem Sexualpartner intim zu werden. Oft findet dieser Prozess unbewusst statt. Auch die Angst vor den ungewollten Folgen von Geschlechtsverkehr wie Schwangerschaft, Infektionen oder soziale Ausgrenzung kann der eigentlich schönsten Sache der Welt komplett den Auftritt vermiesen.

Gerade Frauen setzen sich oft zu sehr unter Druck, was ihre äußere Erscheinung angeht. Da passt das Gewicht nicht, die Cellulite stört, die Brüste sind zu klein und so weiter und so fort. Die Liste ließe sich beliebig fortführen. Frau kann aber nicht entspannt das Liebesleben genießen, wenn sie sich selbst nur im Dunkeln erträgt. Oft ein Teufelskreis. Die gute Nachricht hier ist aber, dass dieses Problem durch einen selbst gelöst werden kann (davon in späteren Kapiteln).

Durch emotionalen, körperlichen oder sexuellen Missbrauch während der Kindheit oder Jugend lernen Kinder, ihre Emotionen zu kontrollieren und zu verstecken. Dieser Mechanismus dient dem Selbstschutz und ist durchaus hilfreich in dem Moment. Allerdings sorgt er später dafür, dass die betroffenen Frauen (und Männer) Schwierigkeiten haben, ihre sexuellen Gefühle und Bedürfnisse auszudrücken. Ein Orgasmus, der nicht genossen wird, ist praktisch keiner.

Ein ganz schwieriges Gebiet sind **negative sexuelle Erfahrungen** sowohl in der Kindheit als auch im Erwachsenenalter. Leider wird dieses dunkle Feld immer noch gerne ausgeblendet und die Dunkelziffer ist sehr hoch. Beziehungen, in denen (sexueller) Machtmissbrauch und (sexuelle) Gewalt stattfinden, können Menschen nachhaltig zerstören. Scham, Ängste, geringes Selbstwertgefühl, aber auch Schuld sind Gefühle, die das eigene sexuelle Verlangen töten können. Hier kann nur eine professionelle Psychotherapie helfen.

All dies sind seelische Faktoren, die man traditionell von den körperlichen trennt. Sehr sinnvoll ist dies allerdings nur zum Zweck der Beschreibung, denn beide Bereiche sind miteinander verbunden.

Psychische Faktoren können physische Veränderungen in Gehirn, Nerven, Hormonen und schließlich bei den Geschlechtsorganen bewirken. Körperliche Veränderungen können seelische Beeinträchtigungen nach sich ziehen. Ein Teufelskreis, den zu durchbrechen durchaus schwierig sein kann, was aber nicht unmöglich ist.

Körperliche Ursachen

Bevor ein Therapeut sich auf eine seelische Ursache festlegt und deren Behandlung angeht, müssen körperliche Gründe für eine sexuelle Dysfunktion ausgeschlossen sein. Diese können vielfältig sein.

Da wären zunächst **Fehlbildungen der Geschlechtsorgane** zu nennen. Diese können entweder angeboren sein oder ausgelöst durch Narbenbildungen beispielsweise nach Bestrahlungen oder Genitalverstümmelung. Aber auch ein unbehandelter **Lichen sclerosus** kann zu Vernarbungen, Schrumpfungen und Verklebungen von Hautarealen führen. Hierbei handelt es sich um eine gutartige, chronisch entzündliche Hauterkrankung, die vorwiegend bei Frauen im Intimbereich auftritt. Neben dieser nicht infektiösen Hauterkrankung können natürlich auch verschiedene **Infektionen** des Genitalbereichs und der Scheide zu Problemen beim Geschlechtsverkehr führen. Teils unangenehm riechender oder farblich veränderter Ausfluss, Brennen, Juckreiz, Rötungen und Scheidentrockenheit können Hinweise auf Pilze, Trichomonaden, Bakterien oder Genitalherpes sein. Bei solchen Anzeichen bitte nicht abwarten – Scham ist unangebracht – und zügig die Frauenärztin oder den Frauenarzt des Vertrauens aufsuchen. In der Regel lässt sich das Problem nämlich relativ einfach beseitigen, aber Aussitzen kann die Situation verschlimmern.

Eine weitere Ursache für sexuelle Lustlosigkeit und Zyklusstörungen ist die **Hyperprolaktinämie**. Bedeutet: Es ist zu viel von dem Hormon Prolaktin im Blut. Das ist völlig normal, wenn die betroffene Frau ihr Baby stillt. Dieses Hormon ist nämlich für die verminderte Fruchtbarkeit während der Stillzeit verantwortlich, indem es die Eisprung auslösenden Hormone FSH und LH hemmt. Dass das nicht immer klappt, sieht man an den Geschwisterkindern, die ungeplant bereits ein Jahr nach der Geburt des vorhergehenden Kindes das Licht der Welt erblicken. Außerhalb der Stillzeit sollte Prolaktin nicht erhöht sein und folglich bedarf ein auffälliger Wert immer einer Abklärung. Oft steckt die Einnahme bestimmter Medikamente dahinter wie zum Beispiel Metoclopramid gegen Übelkeit oder verschiedene Antidepressiva. Aber auch Erkrankungen, die eine Auswirkung auf die Hormonachse des Körpers haben, können ursächlich sein. So muss beispielsweise das Hypophysenadenom ausgeschlossen werden. Man kennt diesen gutartigen Hirntumor auch unter dem Begriff Prolaktinom. Zudem müssen bei Veränderungen des Hormonstatus die üblichen Verdächtigen unter die Lupe genommen werden. Das sind die Schilddrüse, die Leber und die Niere. Diese drei Organe spielen Hauptrollen in dem Stück namens »Hormonelles Gleichgewicht«.

Besonderes Augenmerk sollte auf die Schilddrüse gelegt werden, denn die von ihr produzierten Hormone haben Auswirkungen auf den gesamten Organismus. Im Prinzip bestimmen sie, auf welchem Level wir uns bewegen. Sind wir die ganze Zeit »drüber« mit Unruhe, Stimmungsschwankungen, Schlaflosigkeit, Bluthochdruck und vielen weiteren Symptomen? Dann ist womöglich eine **Hyperthyreose**, also eine Überfunktion der Schilddrüse, dafür verantwortlich. Oder fliegen wir die ganze Zeit unter dem Radar mit Erschöpfung, Antriebslosigkeit, niedrigem Puls, Kälteempfindlichkeit oder Gewichtszunahme? Hier kann eine Schilddrüsenunterfunktion, eine **Hypothyreose,** die Wurzel allen Übels sein. Sowohl eine Über- als auch eine Unterfunktion der Schilddrüse kann auch ohne Prolaktineinfluss zu Beeinträchtigungen von Lust, Erregung und sexueller Zufriedenheit führen.

Wer aufmerksam gelesen hat, erkennt vermutlich, dass viele Symptome einer Funktionsstörung der Schilddrüse denen der Depression ähneln. Deswegen müssen erst die körperlichen Werte gecheckt werden, um die richtige Behandlung zu finden.

Entzündungen der inneren Geschlechtsorgane wie der Eierstöcke oder der Vagina können zu Schmerzen beim Geschlechtsverkehr führen. Ebenso kann **die Scheidentrockenheit während der Wechseljahre (Klimakterium) und danach** Ursache dafür sein. Wenn diese Probleme erfolgreich behandelt werden, verschwinden in der Regel auch die Schmerzen, und damit gehört diese sexuelle Funktionsstörung der

Vergangenheit an. Aber auch hier gilt, keine falsche Scham. Vertrauen Sie sich Ihrer Gynäkologin oder Ihrem Gynäkologen an. Das ist deren täglich Brot, und sie werden Ihnen helfen.

Unpassender Lebensstil

Sie fragen sich vielleicht – zu Recht –, warum Sie dieses Buch gekauft haben, wenn frau doch einfach nur zum Arzt gehen muss. Bleiben Sie dran, denn im Folgenden beschäftigen wir uns mit den Ursachen, die Sie selbst direkt durch Änderung Ihres Lebensstils nicht nur positiv beeinflussen, sondern sogar beseitigen können.

Beginnen wir mit dem Metabolischen Syndrom (MetS). Vielleicht haben Sie davon sogar schon einmal gehört. Das Metabolische Syndrom fasst eine Gruppe von Risikofaktoren für Herz-Kreislauf-Erkrankungen unter einem Begriff zusammen. Dazu gehören:

- ein vergrößerter Taillenumfang durch übermäßige Fettansammlung am Bauch,
- erhöhte Spiegel von Fettsäuren,
- niedriges HDL-Cholesterin,
- erhöhte Blutzuckerwerte sowie
- Bluthochdruck.

Das MetS wird diagnostiziert, wenn mindestens drei von diesen fünf Faktoren auf eine Person zutreffen. Doch was macht diese Komponenten, die man auch als »Silent Killers« bezeichnet, so gefährlich? So schlimm kann das bisschen Bluthochdruck nicht sein, oder? Doch, gerade in Kombination mit den anderen Playern. Ist Bauchfett tatsächlich mehr als nur ein optisches Problem? Ja, leider. Menschen mit einem MetS haben ein mehrfach erhöhtes Risiko, an einem Schlaganfall, Herzinfarkt und Typ-2-Diabetes zu erkranken. Als ob die Bedrohung für Lebenszeit und -qualität nicht schon ausreichend wäre, haben all diese Faktoren zudem direkte negative Auswirkungen auf das sexuelle Verlangen und die sexuelle Funktion.

Die Auswirkungen auf die Sexualität und auch Zeugungsfähigkeit all dieser kardiometabolischen Risikofaktoren sind zwar bei Männern ausgeprägter, weil sie jedoch für die Damenwelt ebenso relevant, aber weniger bekannt sind, wollten wir in diesem Kapitel bereits auf die große gesundheitliche Bedeutung des MetS aufmerksam machen. Denn letztendlich weisen Klitoris und Penis viele Parallelen in ihrer Bauart auf. Allerdings ist das weibliche Feld leider noch nicht so gut erforscht wie das männliche. Dennoch zeigen auch hier klinische Studien insbesondere aus Italien, dass Lust- und Erregungsstörungen wie auch Störungen der Lubrikation und eine verminderte Orgasmusfähigkeit signifikant häufiger bei Frauen mit MetS vorkommen als bei Frauen ohne MetS. Sie haben die Bedeutung des komplizierten Wortes Lubrikation schon wieder vergessen? Macht nichts, es bedeutet das Anschwellen und Feuchtwerden der äußeren weiblichen Geschlechtsorgane bei Erregung, was die Voraussetzung für den schmerzfreien Geschlechtsverkehr ist. Denken Sie an die Rutsche im Sommer, die oben als Bild diente.

Ein wesentlicher Aspekt bei der Gefährlichkeit des MetS spielt die Insulinresistenz, auf die wir später noch ausführlich eingehen. Dabei wird dann auch klarer, warum Bewegung und Gewichtsreduktion der Schlüssel zum Erfolg sind.

Diabetes, egal ob Typ 1 oder 2, kann auch ohne die anderen Mitspieler des MetS zu sexuellen Funktionsstörungen führen. Bei ungefähr einem Drittel der Frauen mit Diabetes treten sie im Laufe des Lebens auf. Die Zahlen sind vermutlich höher, da viele Betroffene nicht über dieses Thema reden. Über längere Zeit schädigt ein schlecht eingestellter oder nicht erkannter Diabetes Nerven und Blutgefäße, außerdem führt er zu Hormonstörungen. Aber auch die Einnahme von Antidiabetika, also von Medikamenten zur Bekämpfung von zu hohem Blutzucker, kann sexuelle Funktionsstörungen als Nebenwirkung haben. Die gute Nachricht ist, dass auch ein Typ-2-Diabetes sich extrem positiv durch Gewichtsreduktion und ausreichend Bewegung beeinflussen lässt, bis hin zur Heilung. Auch dazu später mehr.

Nach all den Ausführungen sehen Sie, dass eine sexuelle Funktionsstörung meist kein Schicksal ist, welches man hinnehmen muss. Ganz im Gegenteil. Sprechen Sie mit dem Arzt oder der Ärztin Ihres Vertrauens. Aber vor allem werden Sie beim Lesen dieses Buches merken, dass Sie ganz viel selbst tun können und Ihrem Sexualleben eine neue Richtung geben können.

WENN MÄNNER NICHT MEHR KÖNNEN

Ein richtiger Mann – der will immer, und er kann immer. Mit seinem beständigen sexuellen Verlangen gibt es für ihn eigentlich nur ein Problem: nicht genug Sex zu bekommen. Zumindest auf der Leinwand und in der Fantasie vieler Menschen ist das so. Die Realität sieht nur oft anders aus, und bei manchen ist es um die Standfestigkeit des »besten Stückes« doch nicht so gut bestellt, wie das Vorurteil einen glauben lässt. Das Selbstbewusstsein der Betroffenen liegt darnieder, und der Leidensdruck ist groß. Schätzungen zufolge quält sich mehr als die Hälfte aller Männer über 60 Jahren mit Erektionsstörungen. Aber auch bei Männern über 40 ist dies keine Seltenheit mehr, und immer häufiger beginnt der »Hänger im Bett« bereits bei jungen Männern von 20 oder 30 Jahren. Der Nichtmediziner spricht hier oft von »Impotenz«, der korrekte Fachbegriff lautet hingegen »erektile Dysfunktion«, gerne versteckt hinter der Abkürzung »ED«.

Weil sie so kurz und handlich ist, werden wir im Folgenden bei dieser Abkürzung bleiben. Dass immer mehr junge Männer unter einer ED leiden, liegt tatsächlich oft an unserem modernen Lebensstil mit der weitverbreiteten Über- und Fehlernährung und dem damit entstehenden Übergewicht bis hin zur Fettleibigkeit. In letzter Zeit wird allerdings immer häufiger propagiert, dass Übergewicht gar nicht so schlimm wäre, und lediglich die Stigmatisierung übergewichtiger Menschen durch die Gesellschaft wäre das wahre Problem. Ausgrenzung und Abwertung verstärken natürlich den Leidensdruck und können wiederum Überernährung triggern, aber die Fokussierung allein darauf verdrängt die eigentliche Problematik von Übergewicht, nämlich die gesundheitliche. Gerade ein schwerwiegendes Übergewicht, der Fachausdruck hierfür lautet »Adipositas permagna«, setzt im Körper Kaskaden in Gang, deren gravierende Auswirkungen oft erst Jahre später zutage treten.

Die Wissenschaft versteht diese Zusammenhänge immer besser, und zu diesen gehört auch die sexuelle Dysfunktion aufgrund von Adipositas – vor allem bei »zentraler« Adipositas. Damit ist das typische männliche Fettverteilungsmuster vom »Apfeltyp« gemeint, wenn viel Fett vor allem im Bauchraum den Bauch nach vorne treibt. In der Fachsprache wird das als »androide« oder »abdominale« oder »viszerale« Adipositas bezeichnet.

Das blaue Wunder

Natürlich ist die ED kein Phänomen der Moderne, aber es lag ein eiserner Mantel des Schweigens über diesem Tabuthema mitsamt dem damit ausgelösten Leidensdruck und den nicht zu unterschätzenden psychischen Auswirkungen. Aufgebrochen wurde es erst durch eines der großen Pharma-Unternehmen, das im Jahr 1998 ein tatsächlich wirksames Medikament auf den Markt brachte. Ein Mittel, das den Penis wieder steif werden ließ – zumindest bei sexueller Erregung. Eine riesige PR-Maschine wurde angeworfen, und im Nu war die »kleine Blaue« weltberühmt und bald auch in »aller Munde« betroffe-

Erektile Dysfunktion kurz definiert

Als erektile Dysfunktion gilt eine über sechs Monate andauernde oder immer wiederkehrende Unfähigkeit, eine für einen zufriedenstellenden Geschlechtsverkehr ausreichende Erektion des Penis zu erreichen und aufrechtzuerhalten. Entweder der Penis kommt gar nicht erst in einen genügend erigierten Zustand oder er erschlafft nach kurzer Zeit wieder. Vorübergehende Erektionsstörungen von wenigen Tagen oder Wochen werden nicht als erektile Dysfunktion bezeichnet. Die Ursachen für diese zeitweiligen Störungen sind meist Überlastung, Disstress, psychische Probleme oder Partnerschaftskonflikte.

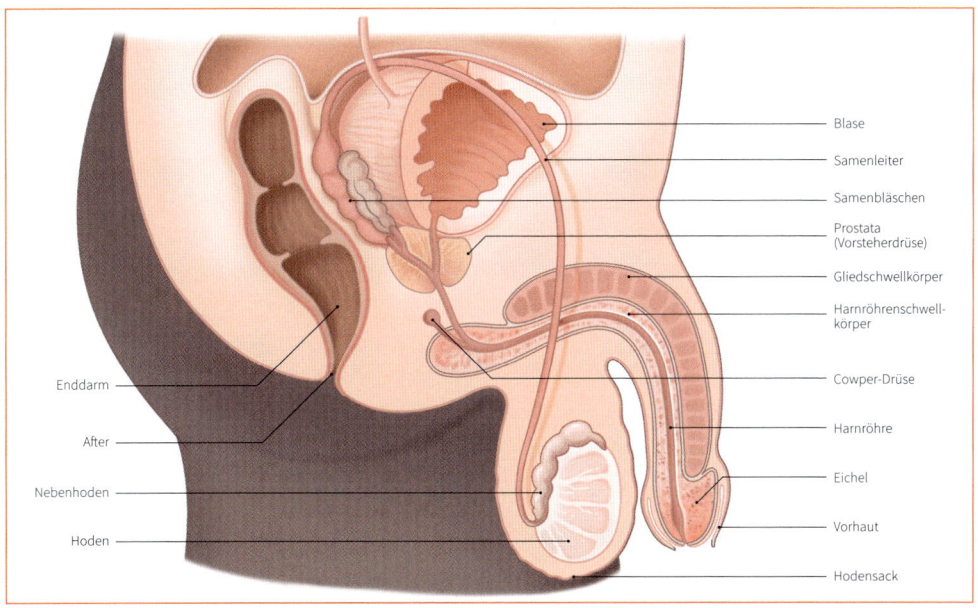

Anatomie der äußeren männlichen Geschlechtsorgane. Der Fokus liegt auf den für unsere Thematik relevanten anatomischen Strukturen.

ner Männer. So bekam der Mantel des Schweigens Risse, und immer häufiger suchten Männer wegen Erektionsstörungen und der damit verbundenen sexuellen Nöte einen Arzt auf.

Wie so oft in der Geschichte der Wissenschaft war die Entdeckung von Sildenafil, dem Wirkstoff des ersten pharmazeutischen Mittels zur Behebung des hängenden Problems, eine Zufallsentdeckung. Sie beruhte auf der Beobachtung, dass Männer im Rahmen einer Studie zur Wirkung eines neuen Bluthochdruckmittels berichteten, häufiger und länger andauernde Erektionen zu haben. So fing es an, und bis zum 20. Geburtstag der blauen Pille wurde sie weltweit über drei Milliarden Mal geschluckt. Sie bescherte dem betreffenden Pharmakonzern einen Geldregen.

Gleichzeitig hat diese Entdeckung der medizinischen Forschung einen enormen Schub verpasst, denn über den Wirkmechanismus dieses Medikamentes kam man auch der organischen Ursache der ED besser auf die Spur: Der Wirkstoff Sildenafil hemmt ein Enzym (Phosphodiesterase-5) im Schwellkörper des Penis, was im Endeffekt dazu führt, dass dort ein Botenstoff namens Stickstoffmonoxid (NO) eine verstärkte Wirkung erzielen kann und mehr Blut in die Schwellkörper einströmen lässt. Diese nehmen wie ein Schwamm das vermehrte Blutvolumen auf und vergrößern sich, sodass der Penis anschwillt und aufgerichtet wird. Gleichzeitig wird der Abfluss des Blutes aus den Schwellkörpern unterbunden, und die Erektion hält dadurch – zumindest eine bestimmte Zeit – an. Sildenafil wird seiner Wirkung entsprechend auch als Phosphodiesterase-5-Hemmer beziehungsweise als PDE-5-Inhibitor bezeichnet. Fazit: Es ist keine Erektion möglich, wenn es nicht zu einem ausreichenden Bluteinstrom in die Schwellkörper kommt – sei es aufgrund einer zu geringen NO-Verfügbarkeit oder wegen einer anderweitig verursachten Durchblutungsstörung.

Inzwischen gibt es auch von verschiedenen Pharma-Unternehmen vergleichbare Medikamente mit den Wirkstoffen Avanafil, Tadalafil

Wirkmechanismus von Sildenafil & Co

Alle Enzyme aus der Klasse der Phosphodiesterasen sind für den Abbau von intrazellulären Botenstoffen (second messenger) verantwortlich. Die Phosphodiesterase-5 (PDE-5) ist spezialisiert auf den Abbau von zyklischem Guanosinmonophosphat cGMP. Das cGMP fungiert als second messenger für das gefäßerweiternd wirkende Stickstoffmonoxid (NO), es vermittelt also dessen Wirkung im Inneren einer Zelle der Gefäßwand. Durch die PDE-5-Hemmer wird die Phosphodiesterase-5 in ihrer Aktivität gehemmt, dadurch wird weniger cGMP abgebaut, und somit steigt in Folge auch die Wirksamkeit von NO. Dies führt schlussendlich zu einer verstärkten und effektiveren Gefäßerweiterung.

und Vardenafil. Ihre Wirkungen beruhen alle auf einem ähnlichen Prinzip, aber sie unterscheiden sich hinsichtlich Wirkdauer und Nebenwirkungen. Zu denen zählen etwa Kopfschmerzen, Hautrötungen, Magen-Darm-Beschwerden, niedriger Blutdruck oder Sehstörungen. Und um eines hier klarzustellen: Entgegen mancher Mutmaßung erhöhen diese »Potenzpillen« weder die Libido, noch beseitigen sie die eigentliche organische Ursache einer ED. Sie verschaffen lediglich vorübergehend die Möglichkeit eines vermehrten Bluteinstroms und damit eine Erektionsfähigkeit.

Da Stickstoffmonoxid, das von der innersten Wandschicht der Blutgefäße (dem Endothel) gebildet wird, eine so große Bedeutung für das Sexualleben nicht nur des Mannes, sondern auch der Frau hat – und übrigens für viele andere Körperfunktionen ebenfalls sehr relevant ist –, werden wir ihm im Zusammenhang mit Lebensstil sowie mit Über- und Fehlernährung später im Buch noch mehr Platz einräumen. An dieser Stelle sei nur kurz gesagt: Es läuft alles auf eine gute Durchblutung von Geweben und Organen hinaus.

Erektile Dysfunktion und ihre Ursachen

Außer einer zu geringen NO-Verfügbarkeit sind inzwischen eine Reihe anderer Ursachen der ED erkannt worden. Sie bestehen häufig nicht isoliert voneinander, sondern überschneiden sich oder sind Folgen primärer Ursachen. Beispielsweise haben organische Erkrankungen nicht selten psychische Belastungen zur Folge. Somit kann die organische Erkrankung die Ursache sein oder die psychische Belastung oder beides gemeinsam. Und wenn man Medikamente gegen organische oder psychische Störungen einnimmt, können diese wiederum als Nebenwirkung Erektionsstörungen auslösen.

Im Allgemeinen finden sich bei jüngeren Männern eher psychische Ursachen, während es bei Männern mittleren und höheren Alters viel häufiger organische Ursachen sind, die eine ED hervorrufen. Denn mit dem Alterungsprozess nimmt allmählich auch die **Gefäßverkalkung (Arteriosklerose)** zu, die zu mangelnder Durchblutung führen kann. Erhöhter Blutdruck sowie zu hohe Fett- und Zuckerkonzentrationen im Blut fördern wiederum die Arteriosklerose. So ist es auch verständlich, dass sexuelle Dysfunktion gehäuft bei Menschen mit Fettleber, einem Metabolischen Syndrom, Typ-2-Diabetes und Herz- oder Hirninfarkt auftritt. Entsprechend sind Verhaltensweisen, die unsere Blutgefäße schädigen, wie Rauchen, Alkoholmissbrauch und Drogenkonsum, auch klassische Risikofaktoren für eine sexuelle Dysfunktion.

All diese Störungen und Krankheiten prägen sich zwar mit dem Alterungsprozess natürlicherweise stärker aus, sie sind aber sehr wohl auch von **Lebensstil und Ernährung** abhängig – und werden deshalb treffenderweise als Zivilisationskrankheiten bezeichnet. So muss man sich nicht wundern, dass mit dem »modernen« Lebensstil, der sich im Wesentlichen durch Über- und Fehlernährung, körperliche Inaktivität, unzureichenden Schlaf und ungesunden Stress auszeichnet, immer mehr und immer jüngere Männer von erektiler Dysfunktion heimgesucht werden.

Wir wollen hier die verschiedenen komplexen und komplizierten biochemischen beziehungsweise pathophysiologischen Abläufe, die sexuelle Störungen beim Mann auslösen, nicht allzu sehr vertiefen. Aber zumindest sollen einige weitere Aspekte und Ursachen noch kurz erwähnt werden: An der Erektion sind auch Nerven beteiligt. Sind diese Nervenbahnen beschädigt, kann die Signalübermittlung zu den Geschlechtsorganen gestört sein. Deshalb können auch **neurologische Erkrankungen** wie Multiple Sklerose und Parkinson oder Operationen im Beckenbereich eine ED hervorrufen.

Ebenso kann ein **hormonelles Ungleichgewicht** ausschlaggebend sein. Testosteron ist das Sexualhormon schlechthin bei Männern und hat dementsprechend Einfluss auf die Libido und die Erektionsfähigkeit. Es ist also leicht nachvollziehbar, dass eine zu niedrige Testosteronproduktion eine ED verursachen kann. Um hier späteren wichtigen Kapiteln schon einmal vorzugreifen: Fettleibigkeit und mangelnde körperliche Fitness lassen den Testosteronspiegel sinken und können so direkt verantwortlich sein für einen nicht ausreichend harten Penis und auch für fehlende Zeugungsfähigkeit. Merke also folgende Faustregel: Je dicker der Bauch, desto niedriger der Testosteronspiegel!

Ursachen erektiler Dysfunktion

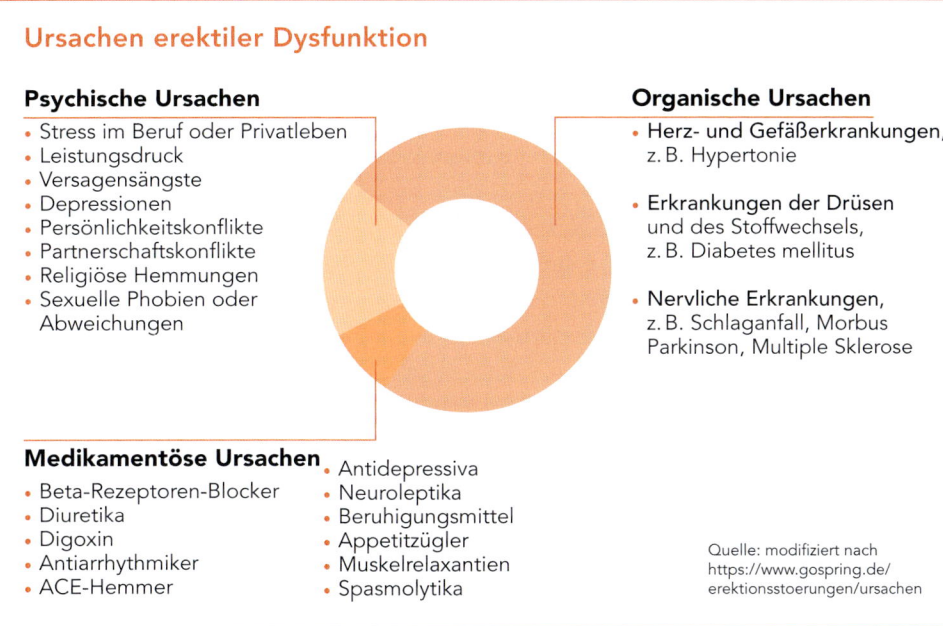

Psychische Ursachen

- Stress im Beruf oder Privatleben
- Leistungsdruck
- Versagensängste
- Depressionen
- Persönlichkeitskonflikte
- Partnerschaftskonflikte
- Religiöse Hemmungen
- Sexuelle Phobien oder
  Abweichungen

Organische Ursachen

- Herz- und Gefäßerkrankungen,
  z. B. Hypertonie

- Erkrankungen der Drüsen
  und des Stoffwechsels,
  z. B. Diabetes mellitus

- Nervliche Erkrankungen,
  z. B. Schlaganfall, Morbus
  Parkinson, Multiple Sklerose

Medikamentöse Ursachen

- Beta-Rezeptoren-Blocker
- Diuretika
- Digoxin
- Antiarrhythmiker
- ACE-Hemmer

- Antidepressiva
- Neuroleptika
- Beruhigungsmittel
- Appetitzügler
- Muskelrelaxantien
- Spasmolytika

Quelle: modifiziert nach
https://www.gospring.de/
erektionsstoerungen/ursachen

Schließlich gibt es auch **psychische Ursachen** wie Ängste – auch die Angst, beim Geschlechtsverkehr zu versagen –, Unsicherheit, Stress, Probleme in der Partnerschaft und Depressionen. Umgekehrt können Depressionen auch die Folge von Erektionsstörungen sein. Traurigkeit, Pessimismus, Hilflosigkeit, Hoffnungslosigkeit, Angst und Reizbarkeit sind Hinweise auf eine beginnende oder bereits bestehende Depression. Betroffene leiden gleichzeitig oft unter geringem Selbstvertrauen und vermindertem Selbstwertgefühl, Abgeschlagenheit und Müdigkeit, dem Verlust von Interesse und Begeisterungsfähigkeit, unter Appetitlosigkeit und mangelnder Libido. Auch hier ist Übergewicht oft ein Brandbeschleuniger, denn adipöse Menschen haben ein 50 Prozent höheres Risiko, an Depressionen zu erkranken, als ein normgewichtiger Mensch. Man geht davon aus, dass jeder vierte bis fünfte stark übergewichtige Mensch depressiv ist. Ein Teufelskreis, denn zum einen erkennt man oft nicht, was Henne und was Ei ist, denn auch ein depressiver Mensch hat ein 50 Prozent höheres Risiko, ein starkes Übergewicht zu erreichen. Zum anderen ist die Diagnosestellung erschwert, was auch an einer Stigmatisierung von übergewichtigen Menschen liegt. »Der ist halt faul« ist nur eines von vielen Vorurteilen. Beide Bereiche – Depression und Adipositas – bedürfen einer je eigenständigen Intervention, auch wenn man sie nicht losgelöst voneinander betrachten kann. Das Ende einer depressiven Phase durch eine erfolgreiche Therapie bedeutet nicht, dass auch die Adipositas automatisch verschwindet, und umgekehrt. Aber es ist definitiv ein wichtiger und großer Schritt in Richtung eines gesünderen und auch glücklicheren Lebens.

Weitere sexuelle Störungen des Mannes

Die Hauptkomponenten der männlichen Sexualfunktion, neben der Erektionsfähigkeit, sind das sexuelle Verlangen (die »Libido« beziehungsweise die »sexuelle Appetenz«), der Samenerguss (»Ejakulation«) und die Orgasmusfähigkeit. Eine sexuelle Funktionsstörung beim Mann bedeutet folglich, dass bei einer oder mehreren Komponenten ein Problem besteht, durch welches das Interesse am Geschlechtsverkehr gemindert wird oder gänzlich verloren geht und/oder durch das die Fähigkeit zum Geschlechtsverkehr gestört wird.

Der **Verlust an Libido (sexuelle Luststörung)** ist definiert als vermindertes sexuelles Verlangen, das seit mindestens sechs Monaten andauert. Typisch sind ein anhaltender oder wiederkehrender Mangel an (oder das Fehlen von) sexuellen Fantasien, des Verlangens nach sexueller Aktivität wie auch die verminderte Reaktion auf sexuelle Reize. Der Libidoverlust darf nicht mit sexueller Abneigung verwechselt werden, wenn also die Vorstellung von sexuellen Kontakten mit Ekel oder sogar Angst verbunden ist. Die Libido wird sowohl durch den Testosteronspiegel als auch durch die allgemeine Gesundheit, Ernährung und Medikamente beeinflusst.

Eine **Ejakulationsstörung** bezieht sich auf einen verzögerter, abgeschwächten oder auch fehlenden (sichtbaren) Samenerguss. Sie kann durch verschiedene Krankheiten, psychische Probleme, als Nebenwirkung mancher Krankheiten auftreten und nach einer Prostata-Operation. Von einer »retrograden Ejakulation« spricht man, wenn aufgrund einer Anomalie die Spermienflüssigkeit rückwärts in die Harnblase ausgestoßen wird. Die häufigsten Ursachen sind vorangegangene Operationen in diesem Bereich, zum Beispiel an der Prostata, oder Medikamentennebenwirkungen.

Die häufigste sexuelle Funktionsstörung beim Mann ist der vorzeitige Samenerguss (Ejaculatio praecox), wenn also die Ejakulation früher, als vom Mann oder dessen Partner(in) erwünscht, auftritt, mitunter direkt nach dem Einführen des erigierten Penis. Sie wird meist durch sexuelle Unerfahrenheit, Angst oder andere psychische Faktoren verursacht, seltener durch Krankheiten, und stellt für beide Partner eine psychische Belastung dar. Weil nach dem Orgasmus in der Erholungsphase die Erektion nachlässt und der Geschlechtsverkehr nicht direkt weitergeführt werden kann, mindert das die sexuelle Zufriedenheit bei beiden Partnern, schafft Leidensdruck und mündet nicht selten in Partnerschaftskonflikten.

Professionelle Hilfe suchen

Da die ED wie auch die anderen sexuellen Funktionsstörungen mit einem großen Leidensdruck verbunden und die Ursachen nicht einfach erkennbar sind, sollten sich Betroffene unbedingt in die Hände erfahrener Sexualtherapeuten begeben. Ihnen steht ein breites Spektrum von Untersuchungs- und Behandlungsoptionen zur Verfügung. Wenn dann vom Therapeuten auf die Notwendigkeit einer Veränderung des Lebensstils und des Essverhaltens hingewiesen wird, dann ist dies zwar korrekt. Wenn es aber allein bei diesem Hinweis bleibt und aufgrund mangelnder zeitlicher Kapazität kein weiteres »an die Hand Nehmen« erfolgt, ist ein Scheitern fast schon vorprogrammiert. Wir wollen Ihnen mit diesem Buch zur Seite stehen, aufklären und konkrete Ratschläge anbieten.

INTERVIEW MIT ANNE (41)

Hallo, Anne, waren Sie jemals wirklich dick?
Für mein Empfinden ja, für äußeres Empfinden … pummelig, würde ich sagen.

Woran haben Sie es festgemacht, dass Sie sich dick gefühlt haben, auch wenn das ein Außenstehender gar nicht so wahrgenommen hat?
Zum einen habe ich gemerkt, dass ich nicht mehr so leistungsfähig war. Ich brauchte mehr Kraft, um mich fortzubewegen: Treppen laufen, mit den Hunden unterwegs sein, irgendwelche Hänge hochgehen. Zum anderen zwickte einfach die Kleidung. Es waren Fettröllchen im Weg und ich habe mich aufgedunsen gefühlt. Ich hatte das Gefühl, die Kleidung läuft immer weiter ein. Gleichzeitig wurden die Klamotten immer länger, damit sie Körperstellen bedeckten.

Wann haben Sie festgestellt, dass Ihr Körper innerlich ein Problem hat?
In meiner Jugend war ich schlank und sehr sportlich. Während des Studiums vor rund 20 Jahren und der Doktorarbeit wurde das Gewicht immer mehr in Kombination mit Stress, Schlafmangel und Fehlernährung. Vor zehn Jahren hatte es dann den Kipppunkt erreicht, wo ich angefangen habe, mich unwohl zu fühlen. Ich habe mich innerlich aufgedunsen gefühlt, aber auch müde, abgeschlagen, und hatte Heißhunger auf Süßes.

Wann wurde das Polyzystische Ovarialsyndrom, das ja oft mit Übergewicht zusammenhängt, diagnostiziert?
Ich habe bereits in meiner Jugend mit der Pille angefangen, hatte aber vorher schon immer recht lange Zyklen. Die Periode kam nur

alle drei Monate. Während des Studiums hatte ich die Pille eine Zeit lang abgesetzt und so wurde das PCOS (Anmerkung: gestörte Eizellreifung, siehe Seite 103 bis 107) festgestellt, weil die Zyklen da auch wieder so lang wurden. Mir wurde als Reaktion darauf die Einnahme der Pille nahegelegt, allerdings hatte ich darunter verstärkt dieses »Mastgefühl«, aufgequollen und träge zu sein. Das PCOS hat sich auch unter der Pille verschlechtert, nur konnte ich das über den Zyklus nicht wahrnehmen, weil ja alle vier Wochen eine künstliche Blutung stattfand. Erst als ich die Pille vor vier Jahren abgesetzt habe, bekam ich die Unregelmäßigkeiten mit.

Welche Symptome des PCOS hatten Sie noch?

Gewichtszunahme, wobei man diskutieren kann, was Henne und was Ei ist. Schlechte, fettige Haut, früher auch Akne, Haarausfall und verstärktes Körperhaarwachstum. Der Langzeitzuckerwert (Anmerkung: HbA1c-Wert) war erhöht. Der Insulinresistenztest war hingegen immer noch okay, aber da hätte ich wahrscheinlich darauf warten können, dass auch der pathologisch wird.

Wurde das Ganze mit Zahlen belegt? Das PCOS wurde bereits angesprochen, aber gab es auch andere Parameter wie beispielsweise der Nachweis einer Fettleber oder Laborveränderungen im Blut?

Ja, der Langzeitzuckerwert war seit fünf Jahren immer so an der Oberkante und am Ende sogar deutlich erhöht. Was mich im Nachhinein ehrlich gesagt stört, dass das immer so bagatellisiert wurde: »Ja, der Langzeitzuckerwert ist erhöht, aber das ist bei PCOS normal.« Eine Ultraschalluntersuchung vom Bauch war unauffällig, also keine Fettleber.

Wann war für Sie die Grenze erreicht?

Ich habe mich in meinem Körper gefangen gefühlt. Ich konnte nicht mehr das machen, was ich gerne wollte. Mein Umfeld hat sich mir gegenüber immer wertschätzend verhalten und doch waren es unbedarfte Bemerkungen, die zeigten, dass sich mein Körper verändert hatte. Dieses Feedback aus Versehen tat im ersten Moment weh, hat mir aber geholfen, meine Situation richtig einzuschätzen. Zudem gab es ein Schockvideo, auf welchem ich mit hinaufgekrempelten Ärmeln und Hosenbeinen zu sehen war. Ich fand das wirklich schlimm. Aber diese Außenwahrnehmung hat mir geholfen, zu erkennen: Nein, das ist nicht der Körper, der zu meinem Kopf passt.

Was haben Sie geändert an dem Punkt, als Sie für sich gesagt haben, so geht es nicht weiter?

Das ging von einem Tag auf den anderen. Ich kann gar nicht sagen, warum das so war, und es ist ungefähr ein Jahr her. Ich habe mich bei einer Videoplattform mit verschiedenen Work-outs angemeldet und einfach losgelegt. Vielleicht ein Tipp, ich habe mit ganz einfachen Work-outs gestartet und mich stetig gesteigert. Yoga im Wechsel mit Kardio-/Muskeltraining. Jeden Tag 20 bis 30 min, mehr war das gar nicht und ist es auch weiterhin nicht. Ich habe mich damit auseinandergesetzt, wie eine gesunde, unverarbeitete Ernährung aussehen sollte. Ich habe beschlossen, dass ich keinen Raffinadezucker mehr esse, zumindest ganz streng zu Beginn. Mittlerweile gibt es den mal wieder als Ausnahme und dann ist es etwas ganz Besonderes. Es gibt in unserem Haus keinen Raffinadezucker mehr, ausschließlich Vollkornprodukte, viel Obst und Gemüse, keine Fertiggerichte und -soßen, alles wird selbst gemacht. Mich stört an vielen Abnehmstrategien sehr, dass meist nur schnelle und kurzfristige Lösungen geboten werden. Man soll sich wochenlang streng an eine bestimmte, meist einseitige Ernährung halten, und dann ist alles wieder wie vorher. Das wird niemals funktionieren. Es wird langfristig immer nur eine komplette Umstellung auf eine gesunde Ernährung in Kombination mit Sport funktionieren. Der übermäßige Appetit hatte sich bei mir innerhalb kürzester Zeit gelegt. Das dauerte gerade mal ein bis zwei Wochen, in denen ich gemerkt habe, dass sich der Stoffwechsel und die Darmflora ändern. Dann hatte ich das Gefühl, dass der Körper, jetzt aber auf eine gesunde Art, wieder mit mir kommuniziert.

Haben Sie gehungert?

Nein, niemals. Ich habe dem Körper das gegeben, was er wirklich braucht, und nicht nur leere Kalorien.

Wie hat sich Ihr Körper seither verändert?

Ich habe kontinuierlich Gewicht verloren, dabei gleichzeitig Muskeln aufgebaut. Ich bin bei 82 kg gestartet und bin jetzt bei 69 kg, ich habe keine Eile. Ich hatte eine Zielsetzung außerhalb von Zahlen, ich wollte Gewicht verlieren, um innerhalb von einem halben Jahr mit dem Klettern zu beginnen. Dieser Sport geht einher mit Muskelaufbau, Koordination und einer starken Psyche. Nach einem halben Jahr war das Ziel erreicht und ich klettere immer noch. Das hat sich geändert, mein Körper steht mir wieder für das zur Verfügung, was ich möchte. Ich genieße das so sehr. Hormonell merke ich es unglaublich, ich kann die Uhr nach meinem Zyklus stellen. Früher war es ein Glücksspiel, wann meine Periode kommt. Jetzt sind es Schlag genau vier Wochen zwischen den Blutungen. Und auch wenn ich persönlich keinen Kinderwunsch hege, fühle ich mich wieder wie eine Frau. Es gehört zu meiner Persönlichkeit dazu. Auch bei den Blutwerten gab es eine deutliche Besserung. Mein Langzeitzuckerwert war bereits nach drei Monaten deutlich verringert und ist jetzt im Normbereich. Außerdem ist meiner Friseurin aufgefallen, dass sich überall neue Haare bilden.

Möchten Sie unseren Leserinnen und Lesern etwas mitgeben?

Freundet euch mit eurem Körper an! Er ist euer wichtigster Partner, mit dem ihr untrennbar durch das Leben geht. Seid geduldig mit ihm. Wenn ihr ihn über Jahre schlecht behandelt habt, wird es eine 2-Wochen-Diät nicht rausreißen. Auch dein Körper braucht Zeit, um sich umzustellen. Ich bin mit meinem Körper wieder ein Team geworden. Er ist nicht mehr mein Gegner, sondern mein bester Freund, den ich fordern kann, wenn ich ihm auch gebe, was er braucht. Nämlich eine ausgewogene, abwechslungsreiche und natürliche Ernährung sowie ausreichend fordernde Bewegung.

INTERVIEW MIT PAUL (28)

Hallo, Paul, wie viele Kilogramm haben Sie verloren?
Im Moment liege ich bei 116 kg und habe vor zwölf Monaten in einem halben Jahr um die 80 kg verloren. Insgesamt habe ich mich halbiert, da mein Höchstgewicht mal bei 232 kg lag.

Hatten Sie jemals Probleme mit Ihrer Sexualität?
Nicht wirklich, was die rein körperliche Funktion anging. Ich hatte keine Erektionsstörungen. Aber mal ehrlich, nach außen hin habe ich den fröhlichen, selbstbewussten Kerl gespielt, und wenn es dann zur Sache ging, habe ich oft kalte Füße bekommen. Die Haut hatte überall zugenommen, auch im Bereich des Penis, der irgendwann von einem Hautlappen verdeckt war und dadurch kleiner wirkte oder vielleicht sogar war. Die Kondition ließ zu wünschen übrig und ich war nicht mehr beweglich, da ständig der Bauch im Weg war.

Trotz Ihres extremen Übergewichts waren Ihre Blutwerte noch in Ordnung. Woran lag das?
Ich denke, weil ich durch meinen Beruf auf dem Bau immer viel Bewegung hatte. Jeden Tag draußen, immer runter in die Knie, auch wenn mir all das immer schwerer gefallen ist. Die Bewegung scheint den Unterschied gemacht zu haben.

Würden Sie mir zustimmen, dass Ihre Sexualität nicht aufgrund eines »gestörten inneren Milieus« wie eine Insulinresistenz eingeschränkt war, sondern in erster Linie durch Äußerlichkeiten?
Ja, auf jeden Fall, das war Kopfsache. Wenn einem das eigene Spiegelbild nicht gefällt, kann man sich nicht vorstellen, dass das jemand anders sieht. Außerdem weiß man, was einen persönlich im Bett anspricht, und wenn man das nicht mehr ausleben kann, dann ist das sehr schade und demotivierend. Ich habe angefangen,

sexuelle Kontakte zu meiden, bin im letzten Moment ausgewichen. Ich wollte mich nicht meinem Schamgefühl aussetzen, hatte Versagensängste.

Wie ist es heute?

Komplett anders, megaschön. Ich habe jetzt auch wieder eine feste Freundin. Wir können alles miteinander teilen, können uns komplett ausleben. Ich bin nicht der Typ, der nur darauf schaut, dass er auf seine Kosten kommt. Ich möchte auch die Bedürfnisse meiner Partnerin befriedigen und das geht jetzt.

Den größten Gewichtsverlust hatten Sie im Rahmen einer TV-Show. Wie geht es Ihnen heute?

Ich war nie ein Kind von Traurigkeit, aber allein dieses Gefühl, in einen Laden zu gehen und eine Einheitsgröße kaufen zu können, möchte ich nie wieder hergeben. Ich habe Platz hinter dem Lenkrad. Das ganze Leben ist so viel einfacher geworden, so schön. Ich verkneife mir nichts, gehe auch mal feiern. Aber hinterher stelle ich mich auf die Waage, schaue mir ohne Frust die Abrechnung, sprich, mein Gewicht an und steuere gleich gegen. Statt Döner am Sonntagabend gibt es Salat.

Haben Sie Ihre Ernährung komplett umgestellt?

Definitiv. Früher habe ich unreguliert und unregelmäßig gegessen. Früh eine Semmel, den ganzen Tag nichts und abends habe ich alles Mögliche in mich hineingestopft. Jetzt plane ich mein Essen vor: früh, mittags, abends. Wenn ich in ein Restaurant oder auf eine Party gehe, wird das in die Planung miteinbezogen. Die Portionen sind deutlich kleiner, aber wesentlich gehaltvoller von den Inhaltsstoffen geworden. Ich muss auf nichts verzichten oder hungern.

Wie schaut es mit Sport aus?

Ich spiele Fußball und sobald es auf der Arbeit saisonbedingt ruhiger zugeht, werde ich die freie Zeit nutzen und zum Muskelaufbau und Konditionstraining wieder mehr ins Fitnessstudio gehen.

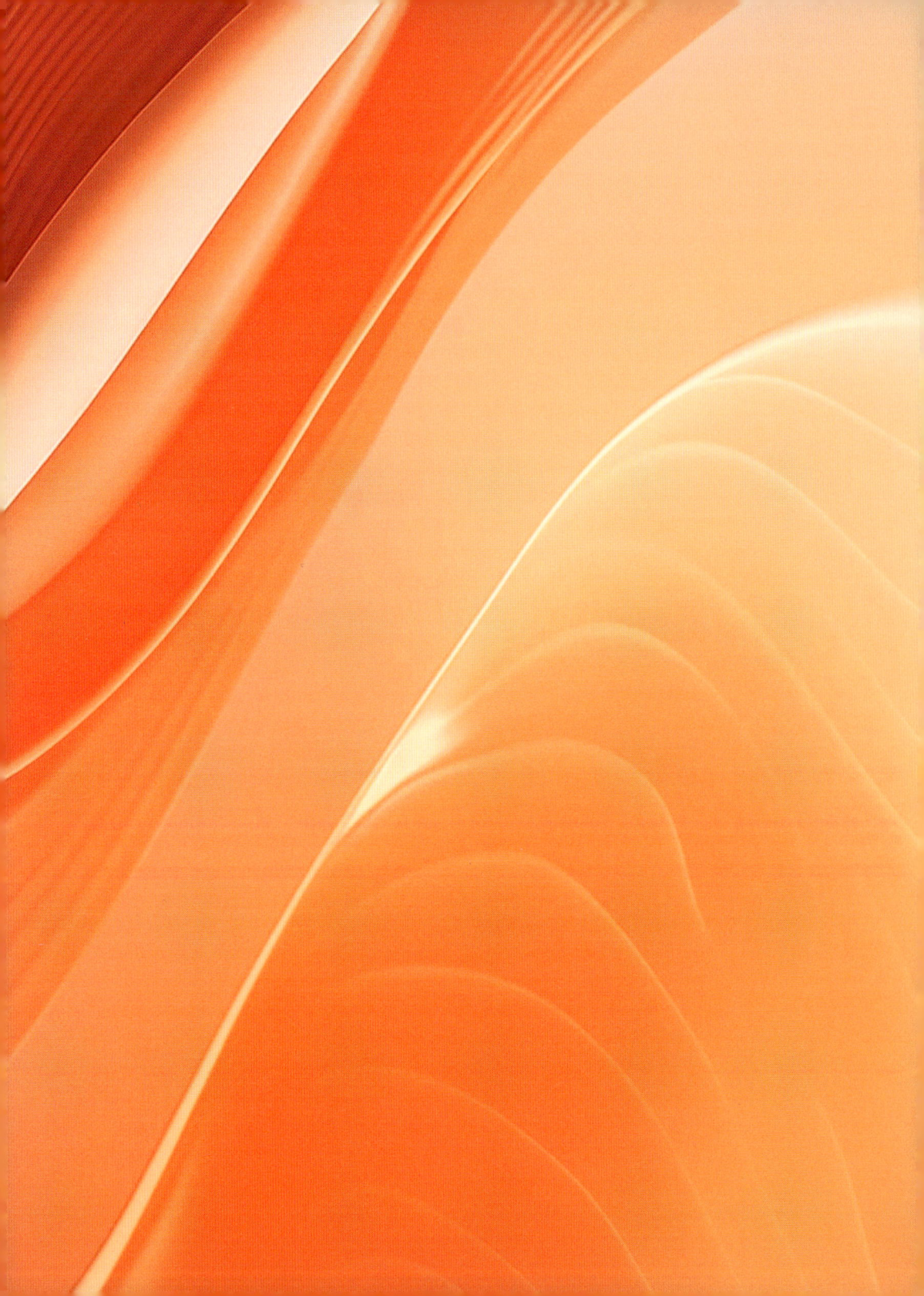

DIE VERBORGENEN SPIELVERDERBER

INSULINRESISTENZ –
DIE WURZEL VIELERLEI ÜBEL

Es wird Zeit, einen Begriff näher zu erläutern, der auf den vorherigen Seiten bereits gefallen ist, ohne dass wir ins Detail gegangen sind. Die Rede ist von der Insulinresistenz. Vielleicht haben Sie früher schon davon gehört, wissen aber trotzdem nicht so recht, was damit gemeint ist. Nur dass das Ganze nicht so toll für die eigene Gesundheit ist, scheint klar zu sein. Tatsächlich ist die Insulinresistenz Dreh- und Angelpunkt bei vielen gesundheitlichen Problemen. Bei einem Großteil der relevanten **Zivilisationskrankheiten** – und damit auch für die sexuellen Funktionsstörungen – ist sie die Ursache allen Übels.

Als Zivilisationskrankheiten bezeichnet man die Erkrankungen, die aufgrund unserer modernen Lebensweise entstehen. Letztlich bedeutet es, dass wir die meisten Krankheiten aus diesem Spektrum selbst auslösen. So weit die schlechte Nachricht. Gleichzeitig steckt darin die gute Nachricht, denn wir können die Krankheiten durch Änderung unseres Verhaltens auch verhindern oder positiv beeinflussen, vielleicht sogar heilen. Welche Dimensionen die Erkrankungen aus diesem Spektrum mittlerweile erreicht haben, zeigen folgende Zahlen. Eine Studie von 2018 in den USA hat ergeben, dass mittlerweile nur noch zwölf Prozent der amerikanischen Erwachsenen frei von jenen Stoffwechselstörungen sind, an deren Entstehung die Insulinresistenz ursächlich beteiligt ist. Und Sie sind vermutlich auch davon betroffen, denn sonst würden Sie nicht gerade dieses Buch in der Hand halten.

Grob gesprochen geht es bei der Insulinresistenz darum, dass das ausgeklügelte Zusammenspiel zwischen Insulin, Zucker und unseren Organen aus den Fugen geraten ist, da es permanent überbeansprucht wird. Zum Glück können wir eine Insulinresistenz wieder reparieren: durch Ernährungsumstellung, Bewegungssteigerung und – ja, ohne geht es nicht – Disziplin. Doch bevor wir uns an die Reparatur machen, schauen wir das Problem Insulinresistenz genauer an.

Insulin, das Multitalent unter den Hormonen

Insulin ist das mengenmäßig am häufigsten vorkommende Hormon in unserem Organismus und hat vielfältige Aufgaben. Es wird in den Beta-Zellen der Bauchspeicheldrüse hergestellt und von dort an die umliegenden Blutgefäße abgegeben. Das Blut ist das Transportmittel, mit dem das Insulin an seine Arbeitsstätten in den verschiedenen Organen gelangt. Insulin kann so viel, dass es den Platz hier sprengen würde, alle seine Wirkungen in den verschiedenen Geweben und Organen zu beschreiben. Deswegen beschränken wir uns auf die für unsere Thematik wichtigen Bereiche.

Zunächst einmal ist Insulin ein Speicherhormon, für Zucker, aber auch für Eiweiße und Fettsäuren. Nur mithilfe von Insulin kann Zucker beziehungsweise Glukose in den Muskel- und Leberzellen gespeichert werden. Nach dem gleichen Muster sorgt Insulin dafür, dass die Einzelbestandteile von Eiweiß, nämlich die Aminosäuren, in den Muskelzellen als Baumaterial angelegt werden und die Fettsäuren analog dazu als Energievorrat in den Fettzellen.

Stellen Sie sich nun den Körper als einen großen Palast vor. Da gibt es den Leberflügel, den Fetttrakt, den Muskelbereich oder den Darmabschnitt und noch einiges mehr. Alle Bereiche des Palastes sind durch Gänge miteinander verbunden, diese entsprechen unseren Blutgefäßen. Es ist wirklich ein gigantischer Herrschaftssitz, und jeder Bereich hat unzählige Zimmer. Diese stehen für die einzelnen Zellen unseres Körpers.

Die Besitzer des Palastes sind Sicherheitsfanatiker, deswegen können nur berechtigte Personen mit einem bestimmten Schlüssel die einzelnen Zimmer aufschließen. Die »Person« Aminosäure etwa möchte im Muskeltrakt in ein Zimmer (= Zelle), der Schlüssel dazu heißt Insulin. Ohne Insulin gibt es keinen Zutritt zu den Zellen und somit auch keine Verwertung der Nährstoffe. Berühmte Ausnahme: Nach einer intensiven Sporteinheit verzichtet der Körper auf das Schlüssel-Schloss-Prinzip, und die Zellen öffnen sich auch ohne Insulin für die Nährstoffe, damit keine Zeit verschwendet wird.

Angenommen, Sie haben gerade eine leckere Portion Nudeln verdrückt. Zunächst geht es für die kohlenhydratreichen Speisebrocken

Richtung Magen, wo sie anverdaut werden, und dann in den Dünndarm. Der Verdauungsprozess sorgt dafür, dass die kompliziert aufgebauten Kohlenhydratketten in ihre kleinste Einheit aufgespalten werden, den Einfachzucker Glukose. Jetzt sind die Moleküle klein genug, um die Darmwand zu passieren und auf der anderen Seite in die Blutbahn einzutreten. Der umgangssprachliche Name für Glukose lautet übrigens Traubenzucker, und nun verstehen Sie auch, warum dieser so schnell als Energiespender wirkt. Er nimmt sozusagen die Abkürzung, weil er gleich in der für den Körper zur Energiebereitstellung verwendbaren Zuckervariante daherkommt.

Die Glukosemoleküle verlassen also den Darmtrakt und laufen die langen Gänge entlang, also durch die Blutgefäße. Ein Teil der Glukose biegt Richtung Leber ab, wird dort in seine Speicherform Glykogen umgewandelt und abgespeichert. Der Rest wird weiter auf den Weg durch den Palast geschickt, wo die einzelnen Zimmer in ihren Bereichen auf den Energielieferanten warten. Die Tür zum Zimmer öffnet sich, wie wir bereits wissen, durch den Schlüssel Insulin. Alle Zellen können Glukose als Energiequelle für ihre Tätigkeit nutzen. Ein Organ, das richtig viel Energie »frisst«, ist übrigens unser Gehirn. Das erklärt die Gier nach Süßigkeiten während konzentrierter Denkarbeit und Lernphasen.

Überall öffnen sich in unserem Palast also dank Insulin die Zimmertüren, und allmählich lichtet sich der Verkehr auf den Gängen, weil die Glukose nach und nach in den Zimmern verschwindet. Man erkennt das daran, dass sich der Blutzuckerwert rund zwei Stunden nach einer Mahlzeit wieder auf dem niedrigen Niveau wie vor der Mahlzeit einpendelt. Insulin senkt also den Blutzuckerspiegel. Das ist aber gar nicht das eigentliche Ziel. Das Ziel ist vielmehr die Energieversorgung der Zellen mit Glukose.

Wenn man sich die Bedeutung von Insulin für die Energieverteilung noch einmal bewusst macht, wird einem klar, was für Probleme entstehen können, wenn die Zellen nicht mehr adäquat auf dieses Hormon reagieren. Oder – um noch einmal auf das Bild vom Palast zurückzukommen – eben der Schlüssel die Tür nicht mehr korrekt aufsperren kann, weil das Schloss zu abgenutzt ist.

Insulinresistenz oder:
Das Schloss funktioniert nicht mehr

Grund dafür, dass die Türen sich nicht mehr richtig öffnen lassen: Das Türschloss ist abgenutzt. Körperzellen besitzen an ihrer Oberfläche spezielle Rezeptoren. Wenn Insulin dort andockt, wird ein Signal ans Zellinnere geschickt, woraufhin sich ein Molekül namens Glukosetransporter auf den Weg zur Zellmembran macht, die Glukose von dort aufnimmt und ins Zellinnere bringt. Ihnen ist das noch einen Tick zu kompliziert beziehungsweise Sie können sich das schlecht merken? Dann stellen Sie sich vor, wie die Glukose zusammen mit dem Insulin vor der verschlossenen Zimmertür steht. Da sind verschiedene Schlösser dran, eines für das Insulin. Geht es an das passende Schloss, klingelt es im Zimmer, und ein kleiner süßer Zuckerschlepper namens GLUT4 öffnet die Tür und nimmt den Zucker entgegen.

Es gibt zwei Möglichkeiten, warum das nicht mehr klappen kann: Entweder ist das Schloss an der Tür kaputt, oder die Signalweitergabe (Signalkaskade) innerhalb des Zimmers an den Zuckerschlepper funktioniert nicht mehr, weil das System zu oft und auch mit zu wenig Pausen beansprucht wurde. Sie kennen das vielleicht. Man steht vor einer alten Tür, und der Schlüssel lässt sich kaum im Schloss rumdrehen oder greift nicht mehr richtig. So auch hier. Das Glukose-Aufnahme-System liegt brach, und das im Blut vorhandene Insulin kann seine Aufgabe nicht mehr erfüllen. Die Zellen sind insulinresistent.

Die direkte Folge ist, dass die Glukose aus dem Blut nicht mehr aufgenommen werden kann. Das hat eine verheerende Wirkung: Angenommen, Sie verdrücken einen Berg Nudeln, 200 g Kohlenhydrate, die in Glukose umgewandelt werden. Wenn Sie diese Zuckermenge auf einmal im Blut hätten, wären Sie tot. Sie würden förmlich ersticken. Aber nicht etwa, weil der Bauch so voll ist, sondern weil eine so hohe Glukosekonzentration besonders stark an das Hämoglobin bindet. Das ist eine Struktur im roten Blutkörperchen, welches normalerweise Sauerstoffmoleküle bindet. Somit kann nicht mehr genügend Sauerstoff zu den Organen, insbesondere zum Gehirn, transportiert werden, und das endet tödlich.

Der Zucker muss raus aus dem Blut

Die normale Menge an Glukose im Blut beträgt 70 bis 100 mg/dl (Milligramm/Deziliter). Bei einem angenommenen Körpergewicht von 70 kg und etwa 5,5 bis 6 l Blut entspricht das etwa 2 bis 3 g Glukose im Blutkreislauf. Wenn ein Mensch nun 6 g Glukose im Blutkreislauf hätte, würden schon Blutzuckerkonzentrationen zwischen 180 und 200 mg/dl erreicht werden, wodurch die Wände der Blutgefäße und die Nervenzellen angegriffen würden. Wenn die Blutzuckerkonzentration über 300 mg/dl läge, wäre das tödlich – und das bei einem Glukosegehalt von nur etwa 25 g im Blutkreislauf. Eine ordentliche Portion Nudeln oder Reis oder Kartoffeln, Brot oder Backwaren liefert aber mehr als 25 g Glukose! Daran erkennt man: Der Zucker beziehungsweise die Glukose muss nach dem Essen kontinuierlich aus dem Blut raus und rein in die Speicher, damit man nicht zu Schaden kommt.

Zunächst wird die Insulinproduktion der Betroffenen nach dem Essen massiv gesteigert. Somit probieren einfach viel mehr Insulinmoleküle, ob sie das Schloss an der Tür knacken können, und eines schafft das schon. Außerdem sendet das Insulin ein Signal an den Darm, sich mit der Abgabe von Glukose ins Blut mehr Zeit zu lassen. Eine weitere Anpassung geschieht in der Leber. Sie verwandelt fleißig die Glukose in Fettsäuren, sogenannte Triglyzeride, die einerseits in der Leber als Fett gespeichert oder auch über die Blutbahn weitertransportiert und dann im Fettgewebe abgelagert werden. Gleichzeitig wird die Verbrennung von Glukose zur Energiebereitstellung gesteigert – und das nicht erst bei einer adäquaten körperlichen Belastung, sondern sogar bei körperlicher Ruhe. Wenn das alles nicht ausreicht, um die Glukose sicher aus dem Blut zu schaffen, wird diese zur Not auch noch über den Urin und in extremen Fällen sogar über die Haut durch Schweiß ausgeschieden. Man sieht: Alle Zellen im Körper arbeiten zusammen, um den Glukosespiegel in einem verträglichen Bereich zu halten. Aber das Ganze ist als Notfallszenario angelegt und nicht für den Dauerzustand!

Süßer Harn

Wenn die Glukose-Insulin-Regulation so aus dem Ruder gelaufen ist, dass immer ein gefährlich hoher Blutzuckerspiegel erreicht wird, behilft sich der Körper mit einer Art Notausgang. Die Nierengefäße machen ihre Zuckerschleusen auf und entlassen aus dem durchfließenden Blut einen Teil der Glukose in den Harn. Das Ergebnis ist ein süßer Harn – oder vom altgriechischen »Diabetes« und vom lateinischen »mellitus« abgeleitet: der »honigsüße Durchfluss«. Falls Sie sich jetzt fragen, woher man wusste, wie der Urin schmeckt: Tja, so lange ist es noch gar nicht her, dass man Diabetes per »Geschmackstest« diagnostiziert hat.

Wenn man nichts an seinen Lebensgewohnheiten, die zur Insulinresistenz beigetragen haben, ändert, und mit einem Weiter-So oder Morgen-fange-ich-An durchs Leben geht, wird der Körper mit der Zeit immer insulinresistenter. Entsprechend wird nach dem Essen immer mehr Insulin benötigt, um die Blutzuckerkonzentration auf einem noch gesunden Niveau zu halten. Man bezeichnet das als **Hyperinsulinämie**, sprich: ein Zuviel an Insulin im Blut. Diese verhindert zwar das Schlimmste in Sachen Blutzucker, löst aber selbst wiederum diverse Störungen aus. Es gibt Menschen, die nach dem Essen über Stunden mit einer bis um Faktor zehn erhöhten Insulinkonzentration durchs Leben gehen und davon nichts merken – wie übrigens oft auch die Ärzte nicht, wenn sie nur einen Blick auf die Glukosekonzentration im Blut werfen, denn die bewegt sich bei diesen Patienten immer noch »dank« des vielen Insulins im normalen Bereich.

Erst wenn man so insulinresistent wird, dass selbst diese exorbitante Insulinmenge nicht mehr ausreicht, um die Glukose aus dem Blut in die Zellen zu schleusen, steigt der Blutzuckerspiegel nach dem Essen über eine kritische Grenze hinaus an. Dann entwickelt sich aufgrund eines erhöhten Blutzuckerspiegels der sogenannten Prädiabetes, also die Vorstufe einer manifesten Zuckererkrankung. Wenn nicht spätestens zu diesem Zeitpunkt eingeschritten wird, erreicht man den voll ausgeprägten Typ-2-Diabetes – und das, obwohl immer noch viel zu viel Insulin im Blut zirkuliert. Betroffene Menschen haben theoretisch noch mehr als genug Insulin, um ihre Mahlzeiten gesund zu verarbeiten, wenn sie die Insulinresistenz loswürden. Wenn allerdings eines Tages die Insulin-produzierenden Zellen aufgrund des massiven Stresses endgültig »krank« werden und ihren Geist aufgeben, benötigt der oder die Betroffene therapeutische Insulingaben mittels Spritze oder Pumpe, um das Essen verstoffwechseln zu können.

All diese Zusammenhänge nur zum Zuckerhaushalt erklären bereits einen gewichtigen Teil dessen, warum Insulinresistenz problematisch ist. Aber die kompensatorische Hyperinsulinämie zieht per se noch eine reichhaltige Palette an unguten Folgen nach sich.

Folgen der Hyperinsulinämie

Für viele gesundheitliche Störungen ist die Insulinresistenz das ihnen zugrunde liegende Problem beziehungsweise die nach dem Essen über Stunden erhöhte, unphysiologisch hohe Insulinkonzentration im Blut – die Hyperinsulinämie. Im Netzwerk der Hormone verschieben solch gewaltige Insulinmengen das hormonelle Gleichgewicht. Bei Frauen hat die Hyperinsulinämie einen Überhang von Testosteron zur Folge, worauf ihre Eizellen nicht mehr ausreifen können und damit unfruchtbar werden – das **Polyzystisches Ovarialsyndrom** (siehe Seite 103 bis 107). Beim Mann ist es interessanterweise genau umgekehrt. Bei einer Hyperinsulinämie sinkt der Testosteronspiegel, die Folge sind **Erektionsstörungen** und der **Verlust der Zeugungsfähigkeit**.

Des Weiteren werden durch die viel zu hohen Insulinmengen in der Leber Gene aktiviert, die dafür sorgen, dass ein großer Teil der Kohlenhydrate aus der Nahrung in der Leber nun höchst effizient in Fett umgebaut und dieses eingelagert wird – zum einen in der Leber selbst, was zur »nicht alkoholbedingten Fettleber« führt, aber auch in den anderen Fettzellen, die überall im Körper in den verschiedenen Organen vorhanden sind. Das Speicherhormon Insulin wird deshalb gelegentlich auch als »Masthormon« bezeichnet. Denn insulinresistente Menschen mit Hyperinsulinämie lagern Fett auch dann ein, wenn gar kein Kalorienüberschuss vorliegt, wenn sie also gar nicht übermäßig viel essen. Das heißt, sie nehmen leicht zu und deutlich schwerer ab als normgewichtige Menschen, die beispielsweise nach Weihnachten ziemlich problemlos ihre Festtagskilos wieder loswerden können.

Die gesteigerte Fettproduktion in der Leber bedingt zudem einen Anstieg der Lipoproteine, das heißt der Transporteiweiße, die Fett und Cholesterin aus der Leber mitnehmen. Cholesterin ist eine spezielle fettartige Substanz, die in den Zellen dringend als Baubestandteil benötig wird.

Achtung: Infarktrisiko

Jeder weiß, dass Fett schwimmt und nicht untergehen kann. Das gilt auch in Blutbahnen. Damit das Fett nicht an der Oberfläche herumdümpelt, sondern im Blutstrom mitschwimmen und im ganzen Körper verteilt werden kann, braucht es die eben genannten Lipoproteine.

Stellen Sie sich so ein Lipoprotein als ein U-Boot vor, das Pakete, bestehend aus Fett und Cholesterin, lädt und verteilt. Das U-Boot schwimmt zur Leber und packt einen Haufen Pakete ein, die allerdings alle nicht sehr ressourcensparend gepackt wurden. Also große Schachteln mit wenig Inhalt, die dann auch noch einfach in den Laderaum geworfen werden. Das U-Boot ist recht schnell voll bis unter die Decke. Das ist das sogenannte VLDL-Cholesterin (Very Low Density Lipoprotein) – es ist groß und weist eine sehr geringe Dichte auf.

Nach und nach hält das U-Boot an den verschiedenen Zellen und gibt die Fett- und Cholesterinpakete ab. Allmählich lichtet sich also der Laderaum. Und alles ist jetzt auch besser gestapelt, denn das Lipoprotein wird – anders als beispielsweise ein real existierendes Paketauto – kleiner, je mehr Pakete es ausliefert. Nun spricht man vom LDL-Cholesterin (Low Density Lipoprotein Cholesterin), also von einem Lipoprotein mit nur noch geringer (nicht mehr sehr geringer) Cholesterindichte. Es ist deutlich kleiner als ein VLDL-Cholesterin, und irgendwann ist es so klein, dass es in die Wand von Blutgefäßen eindringen kann und dort über eine Entzündung schließlich die Verkalkung der Gefäße (Arteriosklerose) fördert. Die Folge davon sind Infarkte, beispielsweise in Herz oder Gehirn, aber auch in anderen Organen.

Aber nicht nur in den Gefäßen finden gefährliche Veränderungen statt, sondern auch die Fettzellen selbst entpuppen sich als Brutstätte für Entzündungsprozesse. Wie das? Könnte man doch meinen, dass

Gutes und schlechtes Cholesterin

Sie haben sicherlich schon von »schlechtem« und »gutem« Cholesterin gehört. LDL und VLDL wurden in der Vergangenheit als schlechtes Cholesterin bezeichnet, da ein Zuviel davon massive Entzündungsvorgänge bewirken kann. Gut wurde hingegen das HDL-Cholesterin genannt, das sind die U-Boote, die Fette von den Zellen zur Leber hin transportieren. Die Päckchen sind fein säuberlich gepackt und verstaut, jeder Raum ist ausgenutzt – das HDL-Cholesterin weist eine hohe Dichte auf (High Density). Nebenbei wirkt das HDL auch entzündungshemmend, antioxidativ und antiinfektiös. Zu wenig HDL im Blut zu haben ist folglich ein Risikofaktor. Ob aber umgekehrt ein besonders hoher HDL-Spiegel vor der Gefäßverkalkung und damit vor Infarkten schützen kann, ist umstritten. Sicher ist jedoch: Körperliche Aktivität verbessert das Zusammenspiel all dieser Blutfett-Transporter.

gerade die Fettzellen es ganz toll finden, wenn ihnen permanent Fett zugeführt wird, denn Fett zu speichern ist schließlich ihre Lebensaufgabe. Aber es ist wie im richtigen Leben: Wenn die Arbeit überhandnimmt, kann auch der schönste Job der Welt stressig werden. Genau das passiert den Fettzellen auch. Nur bekommen sie keinen Burn-out, sondern schütten entzündungsauslösende Hormone aus, die unter anderem dem Insulin die Arbeit zusätzlich erschweren und Zellen insulinresistent machen.

Neben den bereits erwähnten Entzündungen ist ein weiterer Risikofaktor für Infarkte ein erhöhter Blutdruck. Und auch da haben hohe Insulinkonzentrationen ihre Finger im Spiel. Normalerweise sorgt das sogenannte Renin-Angiotension-Aldosteron-System (RAAS) in unserem Körper dafür, dass der Blutdruck sich in normalen Grenzen bewegt. Ist er beispielweise zu niedrig (unter 100 mmHg), wird dieses System angeworfen und sorgt unter anderem durch Verengung der kleinen Gefäße und durch die vermehrte Speicherung von Natrium (Salz) in der Niere dafür, dass sich das Blutvolumen und der Blutdruck in den Gefäßen wieder erhöhen. Durch den oxidativen Stress, der durch eine erhöhte Insulinkonzentration im Körper ausgelöst wird, wird dieses System (auch bei normalem oder schon erhöhtem Blutdruck) in Gang gesetzt, und in der Folge erhöht sich der Blutdruck (weiter). Dummerweise fördert die vermehrte Bildung von Angiotensin II den oxidativen Stress ebenfalls, und so kommt es zu einer positiven Rückkopplung. Es wird hier zwar von »positiv« gesprochen, aber die Wirkung ist tatsächlich eine negative, denn es werden in der Folge sowohl die Insulinresistenz als auch der Bluthochdruck verstärkt.

Noch mehr Risiken: Krebs und Demenz

Als ob das nicht schon genug schlechte Nachrichten wären, kommt noch hinzu, dass eine Hyperinsulinämie krebserregend ist. Insulin ist nämlich auch ein Wachstumshormon, und als solches trifft es keine Unterscheidung zwischen guter und böser Zelle. So fördern erhöhte Insulinspiegel das Wachstum auch von Krebszellen, und das Risiko, beispielsweise an Darm-, Nieren- oder Leberkrebs zu erkranken, steigt auf das Doppelte bis Dreifache.

Selbst im Gehirn hat eine Insulinresistenz gravierende Auswirkungen. Die dort liegenden Nervenfasern (Axone) benötigen Energie in einem erheblichen Ausmaß. Ist durch Insulinresistenz der Zuckerstoffwechsel im Gehirn gestört, geraten die Nervenzellen in einen Energiemangel, da auch hier die so dringend benötigte Glukose nicht mehr an ihr Ziel kommt. In der Folge entkoppeln sich bestimmte Transporteiweiße von den Leitstrukturen in den Nervenfasern, und es bilden sich krankhafte Strukturen (Tau-Fibrillen). Diese tragen entscheidend zur Entwicklung verschiedener Demenzerkrankungen bei, etwa Alzheimer. Es ist also kein Zufall, dass bei Diabetikern Demenzerkrankungen gehäuft auftreten.

Ursachen für Insulinresistenz

Es gibt zwei wesentliche Ursachen für Insulinresistenz, gegen die kein Kraut gewachsen ist:

- eine ungünstige genetische Ausstattung und
- zunehmendes Alter.

Wegen Letzterem wurde der Typ-2-Diabetes früher als »Altersdiabetes« bezeichnet.

Die anderen Auslöser sind allerdings hausgemacht: Nummer eins ist die heute weitverbreitete **überkalorische Ernährung**, die mit der Zeit immer mehr Fettgewebe ansetzen lässt und parallel auch für eine Verfettung von Muskel- und Leberzellen sorgt.

Nicht weniger verantwortlich ist neben dem Übergewicht die **Inaktivität der Muskulatur**. Der moderne Mensch bewegt sich einfach viel zu wenig. Im Experiment kann man nachweisen, dass bereits wenige Tage der Inaktivität ausreichen (zum Beispiel bei Bettruhe), um gesunde Menschen insulinresistent zu machen – und das unabhängig davon, ob jemand schlank oder fettleibig ist. Körperlich harte Arbeit wird in unseren Breitengraden nur noch von wenigen ausgeübt und lediglich ein geringer Prozentsatz der Bevölkerung powert sich mehrfach in der Woche beim Sport aus.

Eine weitere Ursache ist **Schlafmangel** und/oder **schlechte Schlafqualität**, denn beides geht mit einer hohen Ausschüttung von Stresshormonen (Cortisol, Adrenalin, Noradrenalin) einher. Das wiederum begünstigt eine Insulinresistenz und beeinflusst den Fettstoffwechsel: Weg vom sinnvollen Unterhautfett hin zur Fettspeicherung in der Bauchhöhle (viszerales Fett) und in den dort gelagerten Organen. Übrigens gilt das auch für eine **Verschiebung des Tag-Nacht-Rhythmus** (zirkadianer Rhythmus), was Schichtarbeiter und Jetsetter besonders gefährdet. Man sieht, der Slogan »Schlank im Schlaf« ist gar nicht so verkehrt.

Schließlich zählen zu den üblichen Verdächtigen für die Ausbildung von Insulinresistenz auch **zu wenig Sonnenbestrahlung, Tabakkonsum**, die Aufnahme verschiedene **Kunststoffe** (Organochlorverbindungen) aus der Umwelt, eine **zu geringe Magnesiumzufuhr** und ein **zu hoher Fruchtzuckerkonsum**. In neuerer Zeit ist zudem die **bakterielle Fehlbesiedelung im Darm** (Dysbiose) als möglicher Auslöser oder Förderer von Insulinresistenz entdeckt worden: Wenn toxische Stoffwechselprodukte vom Darm ins Blut gelangen und sich im Körper verteilen, können sie an Leber, Muskeln, Gehirn und Fettgewebe die Insulinwirkung abschwächen und Entzündungen auslösen.

Das passiert ebenfalls bei großzügigem Verzehr von **industriell hochverarbeiteten und ballaststoffarmen »raffinierten« Nahrungsmitteln** sowie von künstlichen **Süßstoffen**. Sie sehen – die so stark beworbenen Convenience- und Light-Produkte sind alles andere als Heilsbringer.

Je mehr von diesen Faktoren im Leben eines Menschen zusammentreffen, desto höher ist die Wahrscheinlichkeit, dass sich die Insulinresistenz ausbildet und schließlich dauerhaft einnistet.

Insulinresistenz kann man rückbilden

Nachdem Sie jetzt nachvollziehen können, welche Bereiche des eigenen Lebensstils Insulinresistenz auslösen können, ist es für Sie nur noch ein kleiner Schritt hin zu dem Wissen darüber, wie man wieder insulinsensitiver wird. Ja, es gibt dafür auch Pillen, die sogenannten Glitazone. Sie haben in Bezug auf Diabetes auch eine super Wirkung gezeigt – doch haben sie auch unerwünschte, ja, risikoreiche Nebenwirkungen mit sich gebracht, sodass ihr Einsatz kaum mehr empfohlen wird.

*Grundsätzlich gilt für alle Medikamente,
wenn sie Wirkung zeigen, haben sie auch das
Potenzial für Nebenwirkungen.*

Der empfehlenswerte Weg kann deshalb zunächst nur heißen: Den Lebensstil umstellen in Richtung »artgerecht«! Bedeutet: genügend regelmäßige anstrengende Muskelaktivität, im Idealfall draußen in der Sonne, genügend erholsamen Schlaf, Stress vermeiden oder abbauen, nicht rauchen und die Verfettung des Körpers vermeiden beziehungsweise dagegen angehen. Das alles in Kombination mit einer sinnvollen Ernährung (siehe Kapitel ab Seite 110 bis 123 und 159 bis 187).

Wenn Sie jetzt Angst haben, dass der Sinn Ihres Lebens flöten geht, können wir Sie beruhigen. So schlimm ist es nicht. Ganz im Gegenteil, wenn die Verschiebung der Prioritäten erst einmal vollzogen ist, können Sie Ihr Leben noch mehr genießen.

Übrigens kann man selbst als Typ-2-Diabetiker mit dieser Lebensstiländerung bereits funktionsunfähige Betazellen der Bauchspeicheldrüse wieder aktivieren und damit so viel Insulinausschüttung ermöglichen, dass es zu einer Rückbildung des Diabetes kommen kann, und das sogar ohne Medikamente – vorausgesetzt, man wartet damit nicht zu viele Jahre nach Diagnosestellung. Wir kennen genügend Menschen aus unserem Umfeld, die es geschafft haben, allein durch Änderung der Ernährungsgewohnheiten, eine deutliche Gewichtsreduktion und regelmäßigen Sport komplett von Antidiabetika und sogar von Insulingaben wegzukommen.

Kohlenhydratreiche Ernährung und moderner Lebensstil
Bevor wir beleuchten, wie eine Insulinresistenz diagnostiziert wird, möchten wir noch auf zwei wichtige Aspekte beim Thema kohlenhydratreiche Ernährung hinweisen.

Wie Sie ja schon wissen, werden Kohlenhydrate aus der Mahlzeit nach der Verdauung in Zucker umgewandelt und in Form von Glykogen in Leber und Muskeln zwischengespeichert. In die Leber passen etwa 80 bis 100 Gramm und in die Muskeln, je nach Muskelmasse, circa 300 bis 400 Gramm. Die Leber kann Glykogen entweder zur eigenen Energieversorgung verwenden oder auch wieder in Glukose umwandeln und ans Blut abgeben. Das ist sehr wichtig, wenn wir etliche Stunden nichts essen – typischerweise im Schlaf. Denn das Gehirn schläft ja nie (auch wenn man in mancher Prüfungssituation einen anderen Eindruck gewinnen könnte) und benötigt stets Energie. Die verschafft sich das Gehirn, indem es kontinuierlich etwas Glukose aus dem Blut entnimmt. Damit dies nicht zu einem Unterzucker im Blutkreislauf führt, gibt die Leber in der Nacht zum Ausgleich ständig ein wenig Glukose ans Blut ab. Um die Blutzuckerspiegel im physiologischen Rahmen zu halten, erfolgt eine Regulation durch die Ausschüttung von ein wenig Insulin aus der Bauchspeicheldrüse. Insulin ist für eine gesunde Leber das Signal, die Glukoseabgabe einzustellen.

Im Gegensatz zum Gehirn verbrauchen die Muskeln während der Nacht in körperlicher Ruhe oder tagsüber bei geringer Muskelaktivität kein oder kaum Glykogen als Energielieferant. Bei der heutzutage üblichen geringen körperlichen Belastung verwenden Muskeln bevorzugt Glukose aus dem Blut oder Fette aus den Fettzellen als Treibstoff. Das heißt: Die meisten modernen Menschen verbrauchen kaum mehr Glykogen aus ihren Muskeln. Somit bleibt der Tank für diesen energiereichen Treibstoff weitgehend gefüllt. Wäre der Mensch ein Auto, würde keiner auf die Idee kommen, ständig nachzutanken, obwohl der Tank noch weitestgehend gefüllt ist. Aber wir machen heute genau das: Jeden Morgen, Mittag und Abend und oft noch zwischendurch tanken wir immer wieder kohlenhydratreichen Treibstoff nach, obwohl vorher kaum etwas davon verbraucht wurde.

Wenn beim Auto der Tank voll ist, man aber trotzdem munter weitertankt – was passiert? Der Kraftstoff läuft über! Da unser Körper ein geschlossenes System ist, fließt der Treibstoff nicht raus auf den Boden, sondern der Überschuss wird in Reservetanks umgeleitet – in die Fettzellen – und dort für schlechte Zeiten aufbewahrt. So vergrößert sich das Fettgewebe, und das geht so lange gut, solange die Fettzellen fit und gesund sind und den Überschuss ohne Murren speichern. Doch meistens gelingt das nicht auf Dauer.

Die längste Zeit der Menschengeschichte und noch bis vor etwa 50 Jahren war das anders: Durch die höhere oder sogar sehr hohe tägliche Muskelaktivität haben die Menschen immer wieder ihre Kohlenhydratspeicher im Muskel entleert und konnten, sofern sie das zur Verfügung hatten, täglich reichlich Brot, Kartoffeln und Nudeln ohne negative Folgen nachtanken. Ein guter Leitspruch ist entsprechend: Wer traditionell essen will, muss auch traditionell leben. Modern leben und traditionell essen – das macht Probleme!

Strenges Low-Carb sorgt für gesunde Insulinresistenz

Wie aber reagiert nun der Körper auf dauerhaft geringes Kohlenhydratangebot? Mit seinem Überlebensinstinkt: Statt mit Kohlenhydraten arbeiten Muskeln mit Fett als Energiequelle. Funktioniert wunderbar. Fettreserven dafür haben wir kiloweise angelegt, selbst bei Normalgewicht. Bei stark verknapptem Kohlenhydratangebot nehmen die Muskeln einfach keinen Zucker mehr auf. Sie schalten den Zugang zur Muskelzelle auf »Insulinresistenz« und lassen somit den Zucker buchstäblich vor der Tür stehen. Damit wird die geringe Zuckermenge, die bei Low-Carb-Ernährung ankommt, für die überlebenswichtigsten Zellen aufgespart. Ist das nicht solidarisch? Statt dass jede Zelle versucht, noch schnell etwas von dem wenigen Zucker im Blut abzubekommen, verzichten sie freiwillig darauf und heben ihn für das einzige Organ im Körper auf, welches kein Fett als Energiequelle nutzen kann, nämlich das zentrale Nervensystem, insbesondere das Gehirn.

Gleichzeitig baut der Körper aus dem gespeicherten Fett Ketonkörper (Ketosäuren) auf. Auf die kann das Gehirn alternativ zurückgreifen, wenn der Glukosemangel länger anhält, denn mit Ketosäuren kann das Gehirn bis zu 60 Prozent seines Zuckerbedarfs ausgleichen. Nebenbei versucht der Körper, sich mit dieser zuckersparenden Maßnahme vor einem übermäßigen Abbau von Muskelmasse zu schützen. Denn bei Zuckerknappheit kann der Körper auch auf Muskelprotein zurückgreifen und daraus Zucker bilden und als Energiequelle verwerten. Aber das wäre ja wirklich schade, wenn die mühsam aufgebauten Muskeln den Zellen zum Fraß vorgeworfen werden würden.

Da Fasten beziehungsweise intermittierendes Fasten eine wichtige Diätstrategie ist (siehe Seite 113 bis 115), ist es wichtig zu wissen, dass die dadurch erzielte Insulinresistenz nicht problematisch ist. Denn ohne Essen beziehungsweise mit sehr wenigen Kohlenhydraten kommt es nicht zu den bedenklich hohen Insulinausschüttungen. Dasselbe gilt für eine strenge Low-Carb (ketogene) Diät. Vor allem aber ist diese gewollte Insulinresistenz nicht chronisch, sondern kann sofort und ganz einfach abgestellt werden, indem man eine ordentliche Portion Kohlenhydrate zu sich nimmt.

Eine bewusst erzielte Insulinresistenz kann man problemlos durch Kuchenessen beenden, während die krankhafte Insulinresistenz dadurch noch verschlimmert würde.

Vorsicht bei ärztlichen Untersuchungen während einer kohlenhydratarmen Diät: Möchte man einen Blutzuckerbelastungstest (oraler Glukose-Toleranz-Test beziehungsweise OGTT) durchführen, um zu prüfen, ob bereits ein Diabetes vorliegt, muss man einige Tage vorab kohlenhydratbetont essen. Tut man es nicht, könnten falsch-positive Diabetes-Befunde die Folge sein, da die Glukose aufgrund der durch Diät bewusst herbeigeführten Insulinresistenz nicht in die Zellen hineingelassen wird, sondern im Blut bleibt – was dann eben zu falsch hohen Blutzuckerwerten führt.

Insulinresistenz bestimmen

Es gibt verschiedene Möglichkeiten, festzustellen, ob man insulinresistent ist. Eine relativ unkomplizierte Methode ist die Bestimmung des sogenannten HOMA-Index (Homeostasis Model Assessment). Hier werden nach einer zwölfstündigen Nahrungskarenz (also nach zwölf Stunden Fasten) der Nüchtern-Blutzucker-Spiegel (gemessen in mg/dl) und die Nüchtern-Insulin-Konzentration (gemessen in µU/ml) mithilfe einer Formel in Beziehung gesetzt:

$$\text{HOMA} = \frac{\text{Nüchternblutzucker (mg/dl)} \times \text{Nüchterninsulin (µIU/ml)}}{405{,}4}$$

Ein HOMA-Index-Wert bis 2,5 deutet auf eine (noch) normale Insulinsensitivität hin. Hingegen spricht ein HOMA-Index von 6 für eine schwere Insulinresistenz. Dieser Wert sagt aus, dass die Bauchspeicheldrüse für die gleiche Menge zugeführter Glukose etwa sechsmal so viel Insulin produzieren muss wie bei Insulinsensitiven. Normal wäre ein HOMA-Index von 1,0. Bei einem Blutzuckerspiegel von 80 mg/dl würde das einem Insulinspiegel von etwa 5 µU/ml entsprechen. (Im Grunde könnte der Hausarzt bereits mit einer einfachen Bestimmung des Nüchtern-Insulin-Spiegels im Blut einer Insulinresistenz auf die Spur kommen. Ab einem Wert über 10,7 µU/ml ist man mit hoher Wahrscheinlichkeit insulinresistent.)

Die HOMA-Einteilung der Insulinresistenz erfolgt in drei Schweregrade:

- HOMA-Index 2,0-2,5:   Beginnende Insulinresistenz
- HOMA-Index 2,6-5,1:   Moderate Insulinresistenz
- HOMA-Index ≥5,2:   Schwere Insulinresistenz

Noch aussagefähiger als der HOMA-Index wäre der bereits erwähnte **Blutzuckerbelastungstest oder orale Glukosetoleranztest (OGTT)**. Dafür sollte aber nicht nur die Blutzucker-, sondern auch die Insulinkonzentration im Blut bestimmt werden, und zwar jeweils eine und zwei Stunden nach einer Traubenzuckerzufuhr von 75 g. Je mehr Insulin im Verhältnis zur Zuckerkonzentration im Blut vorliegt, desto stärker ist die Insulinresistenz.

Auch die Betrachtung des Verhältnisses von zwei Blutfettwerten, genauer, das **Verhältnis von Triglycerid- zum HDL-Cholesterinspiegel (TG/HDL)**, ist eine recht aussagekräftige und dabei einfache Methode. Liegt das TG/HDL-Verhältnis bei Frauen über 2,5 und bei Männern über 3,5, dann muss mit hoher Wahrscheinlichkeit von einer Insulinresistenz ausgegangen werden.

FETT IST NICHT NUR SCHLECHT, ABER ...

Fettzellen haben mittlerweile einen richtig ramponierten Ruf. Doch damit tun wir ihnen wirklich unrecht, denn im Prinzip sind sie eine wunderbare Einrichtung. Zuverlässig nehmen sie nach dem Essen all die Kalorien, die nicht als Glykogen in Muskel und Leber gespeichert oder für die akute Energiegewinnung gebraucht werden, in Form von Fett in sich auf. Sie sind die höchst effizienten Vorratskammern für die nächste Energiekrise – falls nicht mehr genügend Nahrung nachgeliefert wird. Dumm nur, dass in unserer Wohlstandsgesellschaft meist immer Essen in ausreichender Menge zur Verfügung steht und die Fettzellen als Krisenmanager kaum noch gebraucht werden. Falls allerdings tatsächlich mal ein Kaloriendefizit vorliegt, zum Beispiel beim Fasten, dann werden die Fettreserven mobilisiert, um unsere Organe wie Muskeln und Leber mit Energie zu versorgen.

Unsere Fettzellen sind richtig effizient, denn sie schaffen es, pro Gramm Fett ganze neun Kilokalorien zu speichern. Würden wir unseren Energievorrat in Form von Zucker anlegen, bräuchten wir viel mehr Speicherplatz, weil pro Gramm Zucker nur vier Kilokalorien gespeichert werden können. Wahrscheinlich würden die meisten von uns ausschauen wie eine aufgeplusterte Amsel, wenn unsere ganze Energie in solch großen Zuckerspeichern gelagert wäre.

Wo sich das Fett gerne ansiedelt

Der Großteil der Fettreserven ist bei gesunden Menschen direkt unter der Haut eingelagert und wird als Unterhautfettgewebe oder subkutanes Fett bezeichnet. Diese Fettschicht hält uns warm und schützt als Druckpolster unsere Körperteile gegen Ecken und Kanten.

Genetisch bedingt und hormonell gesteuert sitzt bei Frauen typischerweise der Großteil des subkutanen Fetts an Gesäß, Hüfte und Oberschenkeln. So entsteht die berühmte **Birnenform**. Bei Männern ist das Fett typischerweise überwiegend am Oberkörper angesiedelt, vor allem am Bauch und um die Taille. Diese Schicht wird gerne wohlwollend als Rettungsring bezeichnet, und so mancher gestandene Kerl trägt seine »ehrlich erworbene Wampe« mit nicht wenig Stolz vor sich her. Und tatsächlich kann er das auch, denn so lange reichlich Fettgewebe am Bauch und nicht im Bauch lagert, ist es zunächst gesundheitlich nicht problematisch und hat sogar wichtige Aufgaben.

Was das subkutane Fett alles leistet

Das subkutane Fettgewebe ist nämlich unser größtes Hormon-produzierendes Organ. Beispielsweise stellt es das Sättigungshormon Leptin her, das den Appetit bremst, unseren Energieverbrauch steigert und damit auch den Fettabbau fördert. Das klingt doch nach einem richtigen Wundermittel. Ein weiteres wichtiges Hormon, das dort entsteht, ist das Adiponektin, das entzündungshemmend wirkt und die Insulinsensitivität unserer Zellen überall im Körper steigert.

Jetzt kommen wir zu einer kleinen Sensation: In jüngerer Zeit wurde erkannt, dass das Fettgewebe auch wichtig für die Produktion und Abgabe von Sexualhormonen ist. Normalerweise werden diese primär von der Nebennierenrinde und vom Eierstock beziehungsweise von den Hoden produziert und abgegeben. Das Fettgewebe stellt außerdem das Enzym Aromatase zur Verfügung, mit dessen Hilfe Testosteron zu den Östrogenen umgewandelt wird. Bei Frauen nach den Wechseljahren ist das Fettgewebe sogar Produktionsort Nummer eins für das im Blut zirkulierende Östrogen. Und schließlich sind Enzyme im Fettgewebe auch für die Aktivierung von Steroidhormonen erforderlich. Diese kann man in zwei Klassen aufteilen: Kortikoidsteroide (in der Nebennierenrinde gebildet) und Sexualsteroide. Die Steroidhormone sind für zahlreiche körperliche Funktionen mitverantwortlich, etwa bei Stoffwechsel- und Entzündungsprozessen, bei der Immunantwort und eben auch bei sexuellen Funktionen.

Am oder im Bauch – wichtiger Unterschied

Ein wenig Fett ist auch im Bauch wichtig, genauer gesagt in der Bauchhöhle unter der mehr oder weniger ausgeprägten Bauchmuskelschicht, denn es packt die dort gelagerten Organe gut gesichert ein. Es ist bildlich gesprochen die Luftpolsterfolie für unsere inneren Organe, der Mediziner spricht hier vom »viszeralen Fett«. Es steht zudem als Reservetank zur Verfügung, wenn das Unterhautfett zur Neige geht oder seine Funktion nicht mehr richtig erfüllt. Dieses viszerale Fett hat einen Vorteil: Es reagiert sehr sensibel auf Stresshormone und kann ganz schnell Energie in Form von Fettsäuren ans Blut freisetzen, beispielsweise beim Sport oder auf der Flucht vor einer Gefahr, wenn die Muskeln schnell und ohne lange Diskussionen auf Energie angewiesen sind. Erfreulich ist auch: Während einer Diät wird das viszerale Fett schneller abgebaut als das subkutane Fett.

Männer besitzen normalerweise mehr viszerales Fett als Frauen. Wenn man dauerhaft überkalorisch lebt, vergrößert sich nicht nur das Fettgewebe unter der Haut, sondern auch das im Bauch – bei Männern überproportional mehr. Ist die Bauchhöhle irgendwann ganz mit Fett gefüllt und kommt weiterhin Nachschub rein, der ebenfalls einen Platz beansprucht, kann sich die Bauchhöhle noch ausweiten, indem sich die Bauchdecke nach vorne wölbt – wie bei einer Schwangerschaft. Nur löst der Zustand bei den Mitmenschen nicht so viele Begeisterungsstürme und Glückwünsche aus wie bei einer tatsächlichen Schwangerschaft. Wenn Männer nicht nur immer mehr Fett am, sondern auch im Bauch ansammeln, entsteht die berühmte **Apfelform**.

Wenn der Fettstoffwechsel aus dem Gleichgewicht gerät

Im Fettgewebe sind außer Fettzellen noch andere biologisch aktive Zellen untergebracht. Sie umfassen neben den Vorstufen von Fettzellen (Präadipozyten) auch viele verschiedene Zellen, die wir für eine funktionierende Immunabwehr benötigen (wie Makrophagen, T-Zellen und B-Zellen, Neutrophile, Eosinophile, Fibroblasten) und sogenannte adulte Stammzellen. Die Fettzellen und andere im Fettgewebe eingebaute Zellen haben vielerlei Funktionen und Aufgaben. So können sie verschiedene Signalstoffe wie die oben bereits genannten Hormone absondern und auf diesem Weg mit benachbarten, aber auch entfernten Geweben und Organen in einen Dialog treten. Außerdem produzieren sie Wachstumsfaktoren. Werden diese Signal- und Wirkstoffe der Fettzellen in einem ausgewogenen Verhältnis abgegeben, tragen sie zur Gesunderhaltung bei. Man spricht dann von der »Homöostase«. Dieses physiologische Gleichgewicht kann aber auch gestört sein und sich zu krankheitsfördernden Einflüssen hin verschieben.

Beim modernen Lebensstil mit chronischer muskulärer Inaktivität, überkalorischer Ernährung, Schlafmangel oder Schlafstörungen und viel negativem Stress wird insbesondere das sensible viszerale Fett in der Bauchhöhle schnell gefährlich: Es entlässt dann unkontrolliert zu viele Fettsäuren ins Blut und bildet zahlreiche Entzündungsstoffe wie den sogenannten Tumor-Nekrose-Faktor alpha (TNF-a) oder das Interleukin 6 (IL-6). Diese schädigen auf Dauer zum einen das Fettgewebe und die Fettzellen selbst und werden zum anderen über die Blutbahn im Körper verbreitet und treiben in anderen Geweben und Organen ihr Unwesen.

Der Body-Mass-Index lügt

Sie haben es ja schon immer gewusst – der Body-Mass-Index lügt. Übergewicht und Fettleibigkeit werden traditionell über den Body-Mass-Index (BMI) definiert. Hierbei wird das Körpergewicht zur Körpergröße ins Verhältnis gesetzt und ein entsprechender Wert ermittelt. Ein Wert ab 25 signalisiert Übergewicht, und ab dem Wert 30 gilt man als adipös beziehungsweise fettleibig.

$$BMI = \frac{\text{Körpergewicht in kg}}{(\text{Körpergröße in m})^2}$$

Das klingt ja alles erst einmal ganz smart, aber die Rechnung ist doch sehr pauschal, denn erfasst wird dabei die gesamte Körpermasse auf der Waage, die sich aus Wasser, Knochen und Knorpeln, Muskeln und Sehnen, Blut und Fettdepots zusammensetzt. Es wird nicht zwischen Fettmasse und fettfreier Körpermasse unterschieden. Die oft zitierten »schweren Knochen« fallen dabei kaum ins Gewicht. Aufgrund großer Muskelmasse kann man allerdings schnell in die adipöse Gruppe rutschen. Denn Muskeln bestehen zu einem großen Anteil aus Wasser, und Wasser wiegt viel, auch im Verhältnis zu Fett. So leben unzählige Kraftsportler per Definition als »Übergewichtige«, obwohl sie voll austrainiert, fit und alles andere als fett sind. Umgekehrt wiegen Menschen mit wenig Muskeln auch weniger. Das erklärt, warum so viele Herrschaften ein pralles Bäuchlein vor sich hertragen, aber laut BMI normalgewichtig sind – dünne Arme und Beine und ein kaum erkennbarer Gesäßmuskel beziehungsweise »Hintern« reißen es raus, sie kaschieren das tatsächliche Ausmaß von Fett am oder im Bauch. Die wenigsten ahnen, dass sie damit für alle möglichen Zivilisationskrankheiten, allen voran für Fettleber, Diabetes, Herz-Kreislauf-Erkrankungen und manche Krebserkrankungen besonders gefährdet sind. Und sie sind auch anfällig für sexuelle Fehlfunktionen!

Ein Beispiel, wie sehr der BMI diagnostisch danebenliegen kann: Kürzlich haben finnische Wissenschaftler in einer repräsentativen Studie die Teilnehmer im Alter von 25 bis 74 Jahren hinsichtlich ihres BMI begutachtet. Dabei wurden 28 Prozent der Männer und sogar 42 Prozent der Frauen als »normalgewichtig« kategorisiert. Doch bei näherer Betrachtung des »Innenlebens« stellte sich heraus, dass 34 Prozent dieser Männer und 45 Prozent dieser Frauen innerlich verfettet waren. Die geringe Muskelmasse hat dafür gesorgt, dass potenzielle Risikopatienten in die Kategorie »normalgewichtig« gerutscht sind.

Es ist bekannt, dass etwa 20 Prozent der als fettleibig kategorisierten Menschen zumindest viele Jahre lang frei von gefährlichen Stoffwechselstörungen leben können und sich bei etwa 15 bis 20 Prozent der Normalgewichtigen risikoreiche Stoffwechselstörungen eingenistet haben, die niemand auf dem Schirm hat. Das alles, weil ein falsches Risikobewusstsein herrscht.

Wenn schlanke Normalgewichtige zu viel Fett im Körper haben, werden sie im Fachjargon auch als TOFIs bezeichnet. Die Abkürzung ist von der englischen Bezeichnung »Thin Outside, Fat Inside« (außen schlank, innen fett) abgeleitet. Man schätzt, dass in Deutschland etwa 20 Prozent der Normalgewichtigen zu den TOFIs gehören. Das erklärt, warum so mancher Übergewichtige, der sportlich aktiv ist, de facto viel gesünder lebt, als ein nach außen hin Schlanker, der Sport meidet wie der Teufel das Weihwasser und innerlich verfettet.

Und wie erkennt man jetzt, ob jemand ein »gefälschter« Normalgewichtiger ist? Einfach mal genau hinschauen. Wie oben schon angesprochen ergibt sich ein ganz typisches Bild: dünne Oberschenkel und Arme, kein Popo, aber dafür eine Wohlstandskugel vorne dran.

Wann Fett gefährlich wird

Es ist offensichtlich, dass der BMI keine sinnvolle Unterscheidung zwischen »gesund«, »gefährdet« oder gar »krank« zulässt. Viel entscheidender ist, wie gesund beziehungsweise funktionsfähig die Fettzellen sind und wo das Fett sitzt. Wenden wir uns zunächst den Fettzellen zu.

Was das Fass zum Überlaufen bringt

Damit sich Fettzellen bei zunehmender Energiespeicherung ausdehnen und wenn nötig auch immer mehr neue Fettzellen angelegt werden können, muss das Fettgewebe gut versorgt sein – mit Nervenbahnen, Nährstoffen und Sauerstoff. Letzterer wird mit dem Blut über die Kapillaren, die kleinsten feinsten Blutgefäße, angeliefert. Wenn diese Versorgung aber stockt, wird es problematisch. Das kann passieren, wenn Fettzellen schneller dick und groß werden, als die Kapillaren mit ihrem Wachstum hinterherkommen. Dann klappt es nicht mehr mit dem Sauerstofftransport von der Kapillare zum Zellinneren, und die Fettzellen geraten in Sauerstoffnot (Hypoxie). Denken Sie mal an sich selbst. Wenn Sie keine Luft mehr bekommen, dann geraten Sie ziemlich schnell in Panik, das ist Stress pur. Genauso ergeht es den Fettzellen. Die rufen nun das Immunsystem zu Hilfe. Es sorgt dafür, dass Entzündungsbotenstoffe im Fettgewebe ausgeschüttet werden. Denn bei einer Entzündung werden die Kapillaren erweitert, und es können zudem schneller und leichter neue feine Blutgefäße angelegt werden. Die Entzündung erreicht akut eine schnelle Mehrdurchblutung und damit eine bessere Versorgung der nach Sauerstoff schnappenden Fettzellen. So weit, so gut. Das große »Aber« kommt aber noch.

Alle diese Reaktionen hinterlassen keine spürbaren Symptome. Leider, muss man sagen, denn dadurch merkt der Mensch nichts vom inneren Aufruhr und sieht somit auch keine Veranlassung, etwas in seinem Leben zu ändern. Er isst weiterhin zu viel, aktiviert seine Muskeln weiterhin zu selten, schläft schlecht und lässt sich viel zu leicht stressen. Die Entzündung wird somit nicht aufgelöst, sondern sie wird weiter aufrechterhalten, und mit der Zeit entsteht aus einer akuten »sinnvollen« Entzündung eine krank machende chronische Entzündung im Fettgewebe.

Die mit Fett überladenen, super gestressten und entzündeten Fettzellen unter der Haut fahren daraufhin ein zweites Notfallprogramm – sie schützen sich vor weiterer kalorischer Überflutung, indem sie die Insulinresistenz »einschalten« (siehe Seite 43 bis 56). Sie suchen sozusagen die Rettung, indem sie ihren Job hinschmeißen – sie können jetzt keine Nahrungsenergie mehr als Fett aufnehmen und speichern. Ganz im Gegenteil. Insulinresistente Fettzellen geben ihre Fettsäuren sogar wieder ab, vergleichbar einem Fass, das überläuft. Wissenschaftler sprechen auch vom »Fat-Overflow« oder »Spill-over-Effekt«. Vom subkutanen Fettgewebe aus fließen die Fettsäuren ins Blut und suchen sich anschließend alternative Speicherplätze.

Ektopes Fett als Risiko

Die Bauchhöhle bietet sich als erstes großes Auffangbecken für das Zuviel an Fett an. Eine übermäßige Ansammlung von viszeralem Fett ist daher ein Indikator für die Fehlfunktion des Unterhautfettgewebes. Dummerweise vermehrt sich auch das viszerale Fett primär in Form von großen prallen Fettzellen und, wie oben beschrieben, können zu dicke, schnell wachsende die Sauerstoffversorgung nicht gewährleisten. Dementsprechend ist es nur eine Frage der Zeit, ab wann diese Zellen ebenfalls in Stress geraten. Mit den bekannten Folgen Entzündung, daraus resultierender Insulinresistenz und überlaufenden Fettsäuren, die nun versuchen, sich in den umliegenden Organen eine neue Heimat aufzubauen. Favorit hierfür ist die Leber, aber auch die

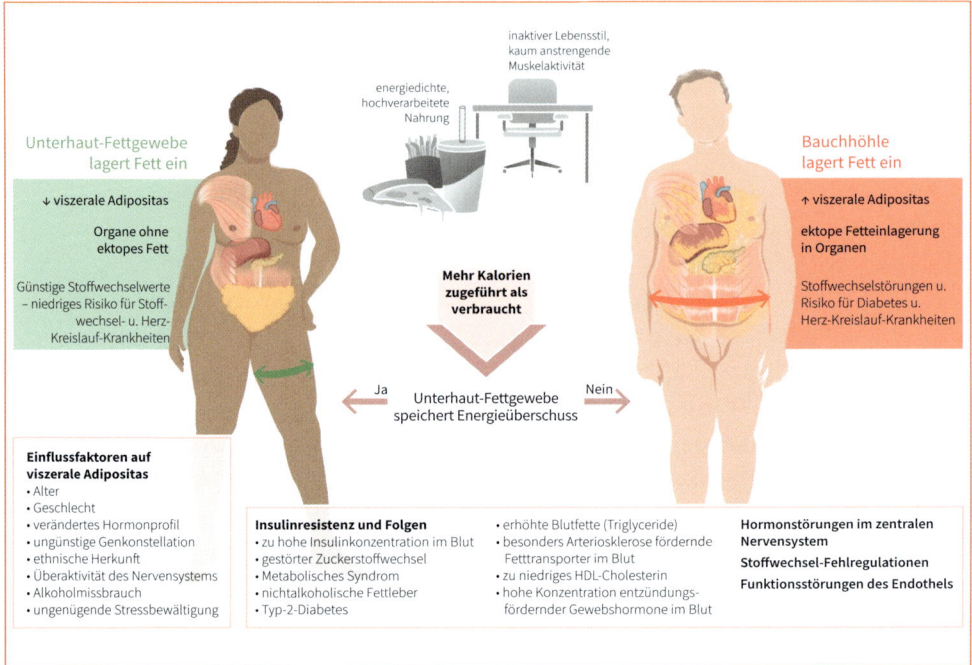

inaktiver Lebensstil, kaum anstrengende Muskelaktivität

energiedichte, hochverarbeitete Nahrung

Unterhaut-Fettgewebe lagert Fett ein

↓ viszerale Adipositas

Organe ohne ektopes Fett

Günstige Stoffwechselwerte – niedriges Risiko für Stoffwechsel- u. Herz-Kreislauf-Krankheiten

Bauchhöhle lagert Fett ein

↑ viszerale Adipositas

ektope Fetteinlagerung in Organen

Stoffwechselstörungen u. Risiko für Diabetes u. Herz-Kreislauf-Krankheiten

Mehr Kalorien zugeführt als verbraucht

Ja   Unterhaut-Fettgewebe speichert Energieüberschuss   Nein

Einflussfaktoren auf viszerale Adipositas
• Alter
• Geschlecht
• verändertes Hormonprofil
• ungünstige Genkonstellation
• ethnische Herkunft
• Überaktivität des Nervensystems
• Alkoholmissbrauch
• ungenügende Stressbewältigung

Insulinresistenz und Folgen
• zu hohe Insulinkonzentration im Blut
• gestörter Zuckerstoffwechsel
• Metabolisches Syndrom
• nichtalkoholische Fettleber
• Typ-2-Diabetes

• erhöhte Blutfette (Triglyceride)
• besonders Arteriosklerose fördernde Fetttransporter im Blut
• zu niedriges HDL-Cholesterin
• hohe Konzentration entzündungsfördernder Gewebshormone im Blut

Hormonstörungen im zentralen Nervensystem

Stoffwechsel-Fehlregulationen

Funktionsstörungen des Endothels

Wenn man mehr Kalorien zuführt als verbraucht, muss die überschüssige Energie als Fett im Unterhautfettgewebe gespeichert werden. Solange die Fettzellen gleichzeitig gut mit Blut (und Sauerstoff und anderen Nährstoffen) versorgt sind, können sie sich in gesunder Weise ausdehnen und vermehren. Falls das nicht gelingt, wird das Fett aus dem Energieüberschuss an anderer Stelle gespeichert. Als der dafür am einfachsten erreichbare »Reservetank« bietet sich die Bauchhöhle an. Damit wächst die Menge an viszeralem Fett im Bauch. Darüber hinaus wird Fett aber auch in die in der Bauchhöhle liegenden Organe, allen voran in die Leber, aber auch in die Bauchspeicheldrüse eingelagert. Im Herzbeutel, in der Muskulatur und sogar in der Wand von Blutgefäßen und Nervenbahnen sammelt sich ebenfalls Fett an. Damit wird überall in diesen Organen und Geweben eine Insulinresistenz gefördert und Entzündungen werden ausgelöst, was in Stoffwechselstörungen mündet und mit der Zeit zu Diabetes und Herz-Kreislauf-Erkrankungen führt und zu den sexuellen Funktionsstörungen ganz entscheidend beiträgt.

Bauchspeicheldrüse ist ein sehr beliebtes Siedlungsgebiet. In der Not ist man allerdings nicht wählerisch, und so werden die ausströmenden Fettsäuren auch im Nierengewebe, am Herzbeutel und um die Blutgefäße vermehrt als Fette abgelagert. Und überall, wo sich die Fettzellen neu einrichten, können sie entzündungsfördernde Substanzen freisetzen und mit der Zeit dort viel Unheil anrichten wie zum Beispiel durch eine Insulinresistenz in den betreffenden Organen.

Man nennt solches Fett, das an der falschen Stelle gespeichert wird, »ektopes Fett«. Hat es sich an der Leber angesammelt, spricht man von einer nicht-alkoholischen Fettleber. Sie ist inzwischen eine Volkskrankheit! Und sie ist der Hinweis schlechthin, dass bei vielen Menschen das Fettgewebe unter der Haut defekt und dadurch ein Metabolisches Syndrom (MetS) entstanden ist. Die nicht durch Alkohol bedingte Fettleber ist ein trefflicher Indikator für ein deutlich erhöhtes Risiko hinsichtlich der Entwicklung von Typ-2-Diabetes, Herz-Kreislauf-Erkrankungen und verschiedene Krebserkrankungen. In Deutschland haben bereits etwa 40 Prozent der Erwachsenen eine sol-

Kriterien für ein Metabolisches Syndrom

Ein Metabolisches Syndrom liegt vor, wenn mindestens drei dieser Kriterien vorliegen:

Taillenumfang: > 94 cm für Männer, > 80 cm für Frauen

Triglyceride: ≥ 150 mg/dl (≥ 1.7 mmol/l) oder medikamentöse Therapie einer Hypertriglyceridämie

HDL-Cholesterin: < 40 mg/dl (1,0 mmol/l) bei Männern, < 50 mg/dl (1,3 mmol/l) bei Frauen oder medikamentöse Therapie einer Hypercholesterinämie

Blutdruck: ≥ 130/85 mmHg systolisch oder antihypertensive Therapie

Nüchtern-Glukose: ≥ 100 mg/dl (≥ 5,6 mmol/l) oder Diabetes mellitus oder Therapie mit Antidiabetika

che Fettleber, und in der Bevölkerungsgruppe mit BMI über 25 sind es bereits circa 70 Prozent. Und wenn man die Daten aus den USA heranzieht, dann ist zu befürchten, dass auch bei uns bald schon zehn Prozent der 10- bis 12-jährigen Kinder davon betroffen sein werden.

Wie merke ich, dass ein Metabolisches Syndrom vorliegt? Maßgeblich ist logischerweise nicht ein hoher BMI, sondern ein großer Bauch- beziehungsweise Taillenumfang. Das MetS geht außerdem einher mit Fett- und Zuckerstoffwechselstörungen und erhöhtem Blutdruck. Liegt Letzterer vor, kann man in den meisten Fällen auch einen erhöhten Insulinspiegel feststellen. Damit steckt der Körper in einem Teufelskreis, denn das viele Insulin fördert die weitere Fetteinlagerung noch zusätzlich – vor allem in der Bauchhöhle und in den Organen.

Aber nicht nur ein dicker Bauch spricht Bände – auch der Halsumfang eignet sich bestens, um das Risiko für Insulinresistenz, MetS, Fettleber und Folgestörungen abzuschätzen. Ein dicker Hals durch viel Halsfett heißt nicht nur viel Speck unter der Haut, sondern auch zwischen den in der Halsregion gelagerten Muskeln und Nerven. Menschen mit dicken Hälsen weisen mit höherer Wahrscheinlichkeit einen gestörten Zuckerstoffwechsel und Bluthochdruck auf als Schwanenhälse und tragen damit auch ein erhöhtes Risiko für Herz- und Hirninfarkt. Das ist so signifikant, dass der Halsumfang sogar unabhängig von der Höhe des BMI oder der Größe des Bauchumfangs ist. Je dicker der Hals, umso mehr sind offenbar auch die Blutgefäße und damit die Versorgung wichtiger Gewebe und Organe beeinträchtigt. So hat sich in Studien ein dicker Hals auch als Hinweis auf ein Polyzystisches Ovar (siehe Seite 103 bis 107) herausgestellt. Im klinischen Alltag nimmt man eine Ultraschalluntersuchung der Halsgefäße übrigens auch als Indikator für den Zustand der Herzgefäße her. Eine schnelle und kostengünstige Alternative zu einer Herzkathederuntersuchung oder einer kardialen Computertomografie.

Leider ist es noch schwierig, allgemeingültige Grenzwerte für die europäische Bevölkerung anzugeben. Zwar wurden weltweit viele Studien durchgeführt, aber die gefundenen Grenzwerte, ab welchem Halsumfang das Risiko merklich steigt, waren nicht einheitlich. Grob geschätzt kann man jedoch angeben, dass es bei Frauen kritisch wird, wenn der Halsumfang größer als 34 bis 35 cm ist. Bei Männern sind die bedenklichen Grenzwerte 37 bis 38 cm. Gemessen wird übrigens auf der halben Strecke zwischen Schlüsselbein und Kinn. Beim Mann kann man auch direkt unterhalb des Adamsapfels messen.

Metabolisches Syndrom, Sex und Fruchtbarkeit

Dass das MetS ein mehrfach erhöhtes Risiko für Typ-2-Diabetes, Herzinfarkt und Schlaganfall auslöst, ist relativ gut bekannt und über die Medien weitverbreitet. Weniger geläufig ist, dass diese Zusammenhänge schon sehr frühzeitig einen problematischen Einfluss auf das Sexualleben und die Fruchtbarkeit von Frauen und Männern ausüben. Und noch weniger publik ist, dass auch relativ viele Normalgewichtige ein MetS aufweisen, weil sie zu viel Fett an der falschen Stelle haben, eben die oben erwähnten TOFIs. Wenn Sie also denken, bei Ihnen sei alles im grünen Bereich, weil Sie schlank sind, aber beim nächsten Arztbesuch werden ein hoher Triglyceridspiegel im Blut und ein niedriges HDL-Cholesterin festgestellt, dann sollten Sie als Nächstes die Leber untersuchen lassen. Gleiches gilt bei einem erhöhten Nüchternblutzucker, und selbst bei erhöhtem Blutdruck kommt eine fette Leber infrage. Die Fettleber kann man als recht zuverlässigen Marker für weitere innere Verfettungen betrachten. Das bedeutet, dass sich mit einer Fettleber sehr wahrscheinlich auch zu viele Fettablagerungen in oder an denjenigen Nervenbahnen und Blutgefäßen befinden, die für das Sexualleben verantwortlich sind und dort Störungen triggern können! Das Gute ist, dass die Fettleber relativ einfach zu erkennen ist. Ab etwa zehn Prozent Fettgehalt kann man sie bei einer Ultraschalluntersuchung deutlich erkennen.

Die Leber checken lassen

Die genauesten Methoden zum Abklären einer Fettleber wären eine Leberbiopsie oder eine MRT-Aufnahme. Erstere ist sehr unangenehm und Zweitere sehr teuer. Es bietet sich entsprechend an, zunächst per Ultraschall eine grobe Diagnose zu erstellen und zusätzlich einen Wahrscheinlichkeitsrechner für Fettleber einzusetzen – den sogenannten »Fettleber-Index« (Fatty Liver Index, abgekürzt FLI). Der FLI wurde von italienischen Leberexperten entwickelt und ist weltweit anerkannt. Er verwendet vier Messwerte, die einfach und kostengünstig zu erhalten sind und die in eine Formel eingesetzt werden:

- den Leberwert namens GGT beziehungsweise Gamma-GT,
- den Triglyceridspiegel,
- den Taillenumfang und
- den BMI.

Auf der Website www.leberfasten.de können Sie Ihren FLI einfach und kostenfrei berechnen. Der FLI reicht von 0 bis 100. Liegt der Wert über 60, besteht mit hoher Wahrscheinlichkeit eine Leberverfettung und ein hohes Risiko für die diversen Folgeerkrankungen.

MetS und die Fettleber sind inzwischen weit in der Bevölkerung verbreitet, und auch viele der heute so häufig auftretenden Störungen der Sexualfunktion, selbst bei noch jungen Frauen und Männern, sind darauf zurückzuführen. Bedauerlicherweise haben sich die in unserem Buch ausgeführten Zusammenhänge und Hintergründe zu modernem Lebensstil, Stoffwechselstörungen und Sexualleben immer noch nicht genügend herumgesprochen. Leiden Sie an sexuellen Funktionsstörungen oder Unfruchtbarkeit, sollten Sie sich schnellstmöglich hinsichtlich Insulinresistenz, MetS und Fettleber untersuchen lassen, um gegebenenfalls sofort eine Therapie zu starten. Denn außer der belastenden Störungen im Sexualbereich drohen weitere Folgeerkrankungen wie Diabetes, Herz- und Hirninfarkt, Demenzerkrankungen und Krebserkrankungen.

Der moderne Mensch verfettet äußerlich und innerlich –
wobei das Fett unter der Haut eher unproblematisch ist,
solange es durch gesunden Lebensstil fit gehalten wird.
Gefährlich werden Fettlager in der Bauchhöhle, in den
Organen, an den Nerven und Blutgefäßen.

GEFÄSSE IN FLAMMEN

Erinnern Sie sich bitte an den Palast mit seinen vielen Zimmern. Ständig muss irgendetwas in diese Zimmer transportiert werden und natürlich von da auch wieder hinaus. Viele breite Flure und schmale Gänge führen durch den Palast. All diese Korridore, ob groß oder klein, entsprechen unseren Blutgefäßen. Man unterteilt sie in Arterien und Venen. Arterien führen vom Herzen weg und Venen zum Herzen hin. Die Arterien transportieren das sauerstoffreiche Blut, das aus der Lunge kommt, vom Herzen in die Peripherie und Organe des Körpers. Sie bringen nicht nur den Sauerstoff zu den einzelnen Zellen, sondern auch Nährstoffe, Bausubstanzen und Abwehrzellen. Die Venen hingegen bringen das sauerstoffarme Blut zurück zur Lunge, wo es erneut mit Sauerstoff angereichert wird. Ausnahmen sind die Gefäße, die Blut von der Lunge zum Herzen leiten (Lungenvenen). Sie werden als Venen bezeichnet, weil sie zum Herzen hinführen, sie transportieren aber sauerstoffreiches Blut.

Man kann übrigens mit bloßem Auge erkennen, ob Blut aus einer Arterie oder einer Vene stammt. Wenn Ihnen Blut abgenommen wird, so ist es in der Regel venöses Blut, und man sieht ein relativ dunkles Rot, wie die Farbe von Bordeaux-Wein. Sauerstoffreiches Blut hingegen ist hellrot.

Die Gefäße, die man beispielsweise am Handrücken erkennen kann, sind Venen. In ihnen herrscht wenig Druck, und man kann sie leicht verschieben. In den Arterien herrscht dagegen richtig viel Druck, sie müssen ja ihre wertvolle Fracht bis in die hinterste Ecke des Körpers bringen. Sie verlaufen weiter drinnen im Körper, wo sie besser vor Verletzungen geschützt sind. Wenn man eine Arterie ertastet, zum Beispiel unterhalb des Handgelenkes, kann man ein – im Idealfall regelmäßiges – Pochen spüren, den Puls. Er entspricht dem Herzschlag und wird in Schlägen pro Minute gemessen. Den Blutdruck dagegen misst man auf Herzhöhe am Oberarm. Er entspricht dem Druck, der in den Arterien herrscht.

Es gibt unterschiedlich große Gefäße – das größte ist die Aorta, auch Hauptschlagader genannt, von der Dicke eines Gartenschlauches. Wenn man alle Adern, also Venen und Arterien, aneinanderlegen würde, ergäben sie zusammen eine Länge von 150.000 km. Ist das nicht verrückt?! Wie kann das funktionieren, dass so viele Kilometer in unserem Körper Platz haben? Weil die meisten Gefäße, die sogenannten Arteriolen beziehungsweise Venolen, winzig klein sind.

Die größeren Gefäße bestehen aus drei Schichten. Die äußere Schicht (Tunica externa oder adventitia) setzt sich aus Bindegewebe und elastischen Fasern zusammen. Sie verankert das Gefäß in seiner Umgebung und sichert bei großen Gefäßen auch deren eigene Versorgung mit Nährstoffen. In der Mitte liegt eine Muskelschicht (Tunica media, auch einfach »Media« genannt), die bei Arterien deutlich ausgeprägter ist als bei Venen. Schließlich kommt noch die innerste Schicht, die direkt mit dem Blut in Kontakt ist, sie heißt Tunica intima, kurz Intima. Sie besteht aus einer einzelnen Lage von flachen Zellen. Man bezeichnet diese Schicht als »Endothel«. Sie dient dem Gas-, Flüssigkeits- und Stoffaustausch zwischen dem Blut und der direkten Umgebung wie zum Beispiel Muskulatur oder Organe. Die kleinsten Blutgefäße, die Kapillaren, besitzen nur die Intima.

Multitalent Endothel

Das Endothel wirkt nicht nur als Barriere und Austauschfläche, sondern produziert auch biologisch aktive Substanzen, die für eine Vielzahl von Prozessen im Körper verantwortlich sind. Beispielsweise produziert das Endothel Stickstoffmonoxid (NO). Diese Substanz sorgt entscheidend für die Weitstellung des Blutgefäßes. Das hat natürlich direkten Einfluss auf die Fließfähigkeit des Blutes und die Durchblutung des jeweiligen Gewebes. Denken Sie nur an einen Gartenschlauch – wenn sie diesen ein wenig zusammendrücken, kommt vorne weniger Wasser raus. So einfach ist das. Zudem ist NO entscheidend an der Hemmung oder Aktivierung der Blutgerinnung beteiligt sowie an der Rückabwicklung, nämlich der Gerinnungsauflösung.

Nicht zuletzt kann das Endothel entzündungsfördernde wie auch entzündungshemmende Vorgänge auslösen. Bei Letzteren wird es durch körpereigene Substanzen, aber auch durch eingedrungene Viren oder Bakterien aktiviert, sodass sich verschiedene Blutkörperchen der Immunabwehr an das Endothel binden, durch dieses hindurchschlüpfen und im anliegenden Gewebe Infektionen bekämpfen. Die Zellen der Immunabwehr heißen: Leukozyten, T-Lymphozyten, neutrophile Granulozyten, Monozyten, Makrophagen.

Nachdem Sie nun wissen, was das Endothel alles kann, können Sie sich sicherlich leicht vorstellen, dass eine Störung seiner Funktionen gravierende Folgen für die verschiedensten Gewebe hat. Die sogenannte endotheliale Dysfunktion ist inzwischen als Kennzeichen verschiedener Erkrankungen des Herz-Kreislauf-Systems, wie etwa Bluthochdruck, Arteriosklerose und koronare Herzkrankheit, anerkannt. Zudem wurde in jüngster Zeit entdeckt, dass das Endothel ein breites Spektrum kleiner Moleküle und Proteine absondern kann, die Stoffwechselprozesse in der Leber, in der Skelettmuskulatur, in der Bauchspeicheldrüse und im Fettgewebe beeinflussen. Die endotheliale Dysfunktion hat somit einen direkten Einfluss auf Funktionsstörungen der Fettzellen. Damit werden lokale und systemische Entzündungen im Fettgewebe ausgelöst, die in eine Erkrankung des Fettgewebes münden und verschiedene gesundheitliche Komplikationen bei Fettleibigkeit mit sich bringen können.

Der gefäßeigene Fettmantel PVFG

Blutgefäße sind von einer dünnen Fettauflage umgeben, die man als perivaskuläres Fettgewebe (PVFG) bezeichnet. Obwohl es die große Mehrheit der großen und kleinen Gefäße umgibt und bei schlanken Menschen immerhin rund drei Prozent des gesamten Fettgewebes ausmacht, hat es erst in jüngster Zeit das Interesse von Forschern auf der ganzen Welt geweckt.

Das PVFG stützt nicht nur die Struktur der Gefäßwand, sondern ist auch selbst aktiv und beeinflusst das gesunde Gleichgewicht (Homöostase) im Gefäßsystem. Es bildet zum einen Gewebshormone und Signalstoffe und kommuniziert auf diesem Weg mit anderen Organen wie etwa mit der Leber. Zum anderen hilft es den umkleideten Blutgefäßen bei deren Engstellung oder Erweiterung.

Wir haben im vorigen Kapitel die Problematik des ektopen beziehungsweise verirrten Fetts bereits dargelegt (siehe Seite 63 bis 67). Da Sie dies selbstverständlich aufmerksam gelesen haben, wird es Sie nicht erstaunen, dass das PVFG bei Übergewicht und Fettleibigkeit vergrößert ist und mit der Zeit in seiner Funktion gestört wird. Daraufhin setzt es eine Reihe bioaktiver Produkte frei, darunter hauptsächlich Gewebshormone, Boten- und Signalstoffe. Diese Produkte gelangen in die nahe gelegenen Blutgefäße und führen dort zu oxidativem Stress, zur Gefäßentzündung, zur Insulinresistenz des Endothels und schließlich zu einem ungünstigen Gefäßumbau. Kurzgefasst: Entzündliche Veränderungen dieses Fettgewebes fördern die Entwicklung von nachhaltigen Schäden an den Blutgefäßen.

Am besten erforscht dürfte der Einfluss auf die Herzkranzgefäße sein, diese verkalken und versteifen, wodurch die berüchtigte Arteriosklerose beziehungsweise die koronare Herzkrankheit entsteht. Schließ-

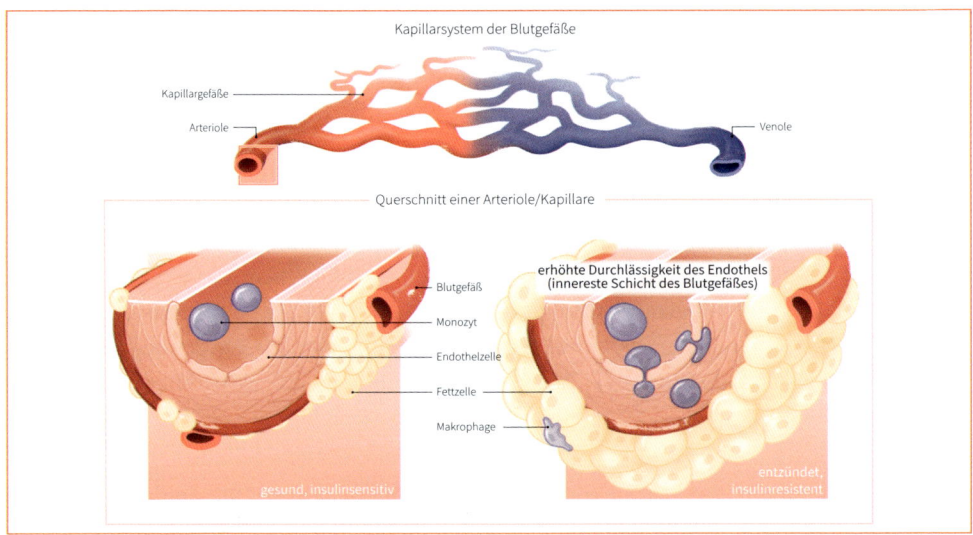

links: Kapillare mit wenigen gesunden, rechts: mit zahlreichen großen entzündeten Fettzellen

lich und endlich wird mit einer Verkalkung und Versteifung von großen Blutgefäßen auch Bluthochdruck ausgelöst, der den ganzen Körper
in Mitleidenschaft zieht. Außerdem können diese Veränderungen zu
einem Herzinfarkt und im schlimmsten Fall zu einem plötzlichen
Herztod führen. Betroffen sind aber nicht nur die größeren Gefäße wie
die Herzkranzgefäße, sondern auch kleinste feinste Blutgefäße in weiteren Geweben und Organen und damit auch in den Geschlechtsorganen. Und deshalb reiten wir so lange auf diesem Thema herum.

Blutgefäße, Nerven und Geschlechtsorgane

Durch die endotheliale Dysfunktion wird vermindert NO gebildet,
welches eine direkte Wirkung auf die Dehnungsfähigkeit der Blutgefäße hat. Eine Minderdurchblutung ist die Folge. Wie in den Kapiteln
über sexuelle Dysfunktionen bei Frauen und Männern (Seite 23 bis
Seite 31) dargelegt, ist eine ausreichende Durchblutung aber entscheidend für eine normale Funktion der Geschlechtsorgane. Bei Männern
kann bereits eine leichte Minderung der Blutfüllung in den Schwellkörpern eine erektile Dysfunktion hervorrufen. Wenn diese krankhaf-
ten Prozesse fortschreiten, kommt es zu Schädigungen der Gefäße, die
kaum mehr rückgängig zu machen sind. Spätestens bei den ersten Anzeichen sollte folglich der eigene Lebensstil grundlegend überdacht
und aller Wahrscheinlichkeit nach geändert werden. Neben den Schäden an den Gefäßen selbst werden mit der Zeit auch die versorgenden
Nerven nachhaltig gestört. Zum einen durch die Minderdurchblutung
und zum anderen aufgrund des entzündeten Milieus durch das Zuviel
an Fett. Dann kann man(n) zwar sexuell erregt sein, aber es »passiert
nichts«. Eine Erregung wird primär im zentralen Nervensystem ausgelöst und über die Nervenbahnen zu den Nervenfasern der Geschlechtsorgane geleitet, um dort Botenstoffe freizusetzen. Sind die
Nervenfasern geschädigt, bleibt das Signal »hängen«, und die Schwellkörper im Penis füllen sich nicht. Salopp gesagt ist man(n) oben
»heiß« und unten »kalt«. Eine Erektion ist damit unmöglich.

Aber auch frau ist davor nicht gefeit: Die Klitoris besitzt ebenfalls
Schwellkörper, die nerval angesteuert werden müssen. Zur Klitoris
führen besonders viele sensible Nervenfaserendigungen, deshalb ist

diese ja auch so hochempfindlich. Bei sexueller Erregung steigert sich die Durchblutung, die Klitoris schwillt an, und die Klitoriseichel wird freigelegt. Denken Sie an das aufblasbare Einhorn zurück (siehe Seite 1). Die Berührung der Klitoris erst erhöht das Lustempfinden, was für die Orgasmusfähigkeit entscheidend ist. Wenn aber die Blutgefäße durch zu viel perivaskuläres Fett und zu wenig NO-Bildung nicht adäquat gefüllt werden oder durch Mangelversorgung Schäden an den Nervenfasern entstanden sind, wird das nichts mit dem Aufblasen des Einhorns und leider auch immer weniger mit dem Orgasmus.

Bei sexuell erregten Frauen ist auch der Blutfluss zur Vagina und zu den großen und kleinen Schamlippen vermehrt, was die Befeuchtung der Vagina auslöst. Dieser »Lubrikation« genannte Effekt basiert nur zum Teil auf den dort ansässigen Drüsen. Er geht vor allem auf die gesteigerte Durchblutung zurück, durch die Feuchtigkeit aus den Gefäßen gepresst wird. Sind die Blutgefäße geschädigt, gibt es keine gesteigerte Durchblutung und somit auch keine ausgepresste Flüssigkeit. Und wenn die Nervenbahnen zu diesen Regionen beschädigt sind, fehlen auch die notwendigen Signale für die Drüsen zur Bildung eines schleimigen Sekrets. Ergebnis sind Scheidentrockenheit und damit Schmerzen beim Sex.

Übrigens haben Östrogene ebenfalls Effekte auf die Gefäßwand und fördern unter anderem eine gesteigerte NO-Produktion, um die Gefäßweitstellung zu unterstützen. Das führt dazu, dass Frauen oft jahrelang vor gravierenden Problemen des Herz-Kreislauf-Systems, etwa vor Herzinfarkten, geschützt sind. Der eigene Körper verdeckt durch seinen Hormonhaushalt sozusagen die Missstände, die durch die vom Fett ausgehenden Entzündungsprozesse verursacht werden. Mit den Wechseljahren kommt es jedoch zum Östrogenabfall, was die geschilderten Versorgungsprobleme verschärft. Zum einen holen übergewichtige Frauen nach der Menopause statistisch ganz schnell den Vorsprung der Männer hinsichtlich Infarkte ein. Zum anderen sind sie noch häufiger und von noch ausgeprägteren sexuellen Problemen betroffen: Die Lust- und Erregungsstörungen, Scheidentrockenheit und eine verminderte Orgasmusfähigkeit treten dann deutlich häufiger auf als bei Normalgewichtigen.

MODERNER MENSCH GEFANGEN IM STEINZEITKÖRPER

Schauen wir doch mal auf so einen ganz normalen Tag eines ganz normalen »modernen Menschen«, 30 Jahre alt, Single. Der Wecker klingelt kurz vor acht Uhr, während man mit halb offenen Augen Richtung Dusche schlurft, bereitet einem die Kaffeemaschine bereits den Latte Macchiato vor. Nach dem Bad kippt man sich irgendwelche Kringel in die Müslischüssel, Milch drüber, und zusammen mit dem Kaffee wird das Ganze schnell verschlungen. Morgens kämpft man ja um jede Minute, da hat man keine Zeit fürs gemütliche Frühstück. Ab zum Auto oder zur U-Bahn um die Ecke, in den Sitz fallen lassen und 20 Minuten Fahrt hinter sich bringen. Auf dem Weg ins Büro entdeckt man das leckere Croissant beim Bäcker und eigentlich hat man eh schon wieder Appetit. Also auch das noch schnell eingepackt und auf dem Weg mit dem Fahrstuhl in den 4. Stock verzehrt. Oben angekommen, wird noch schnell ein weiterer Kaffee beim Plausch mit den Kollegen in der Küche getrunken, und der kleine Schokoriegel aus der Naschschale darf auch noch mit an den Schreibtisch. Von 9 bis 12:30 Uhr sitzt man fast durchgehend, heute ist einfach viel zu tun. Endlich Mittagspause, ab mit dem Fahrstuhl zur Kantine im Erdgeschoss. Heute wird mal weniger gegessen, die Kilos vom letzten Weihnachtsfest sind zäh, die müssen dringend weg. Ach nee, warte. Es gibt Haxe, die ist immer so lecker. Aber ab morgen dann, ganz sicher. Und zur Haxe gehört ein Bier. Wasser? Gehört Pflanzen.

Den Nachmittag und Abend sparen wir uns mal. Wir wissen alle, dass es zu diesen Tageszeiten meist auch nicht besser ausschaut. Bewegung kommt viel zu kurz, und Nahrung steht immer und überall zur Verfügung. Ein modernes Leben in einem alten Körpermodell. Denn unser Körper ist von alters her darauf ausgerichtet, lange Hungerperioden zu überbrücken und im Notfall sofort Energiereserven rauszuhauen und so in einer Gefahrenlage jederzeit für Flucht oder Kampf bereit zu sein. Er wurde nicht dafür gemacht, dass der höchste Puls des Tages erreicht wird, weil man sich über die ältere Dame aufregt, die an der Supermarktkasse umständlich Kleingeld abzählt.

Sitzend ins Verderben

Nur ein kleiner Prozentsatz der Bevölkerung in den Industrienationen muss sich wirklich noch körperlich anstrengen, beim Rest ist es sozusagen eine freiwillige Zusatzleistung. Autos, Rolltreppen, E-Scooter, aber auch Staubsauger, Mixer oder Kettensäge erledigen die Jobs für uns. Nicht zu vergessen, der Bewegungskiller schlechthin: der Bildschirm – egal ob in Form von Fernsehapparat oder Computer.

Dass der technische Fortschritt nicht nur viele Vorteile mit sich gebracht hat, sondern durch die Zunahme sitzender Tätigkeiten in Beruf und Freizeit und den damit verbundenen Rückgang an körperlicher Aktivität auch eine Vielzahl an Problemen – das erkannte man lange Zeit nicht. Inzwischen haben aber zahlreiche Langzeitstudien aufgedeckt, dass unser bewegungsarmer Lebensstil ein gravierender Risikofaktor für chronische Störungen und Krankheiten ist, etwa für – wie in vorigen Kapiteln beschrieben – Insulinresistenz, Fettleber, Metabolisches Syndrom, Typ-2-Diabetes, Herz-Kreislauf-Erkrankungen sowie für Krebs von Dickdarm, Gebärmutterschleimhaut und Lunge.

Unser Körper ist ein kleiner Ordnungsfanatiker: Alles, was nicht gebraucht wird, schmeißt er konsequent raus, um Platz beziehungsweise Energie zu sparen. Das bedeutet: Bei zu geringer Muskelbelastung baut der Körper seine Muskulatur ab. Das führt nicht nur zu geringerer Masse der einzelnen Muskeln, sondern auch die Anzahl der Muskelfasern nimmt ab (Muskelatrophie). Der normalerweise erst im höheren Alter auftretende massive Abbau der Muskelmasse (Sarkopenie) tritt in unserer modernen Welt immer häufiger und vor allem früher auf. Dies zieht eine Vielzahl an negativen Effekten nach sich, etwa neuromuskuläre Störungen und Überlastung von Knochen, Knorpeln und Gelenken. Folgen sind beispielsweise Haltungsschwächen, frühzeitiger Gelenkverschleiß oder eine erhöhte Verletzungsanfälligkeit.

Muskelatrophie und Sarkopenie entwickeln sich langsam zur Volkskrankheit. Zu sehen ist das seit Jahren an den Kandidatinnen und Kandidaten der TV-Show »The Biggest Loser«. Sie werden immer jünger. Zum einen, weil gravierendes Übergewicht sich in der Zeitachse nach vorne verschiebt, und zum anderen sind die potenziellen »älteren« Kandidaten (ab 40!) meist schon zu krank, um überhaupt noch teilnehmen zu können. Oft sind die Gelenke die Auslöser von gravierenden Einschränkungen. Außerdem kommt es immer wieder zu Verletzungen bei relativ einfachen Bewegungen, bei denen man als Normgewichtiger gar nicht auf die Idee käme, dass man sich dabei wehtun könnte. Aber nicht nur das: Inaktivität erhöht auch sehr deutlich das Risiko für sexuelle Funktionsstörungen bei Männern wie bei Frauen – und das bereits in jüngeren Jahren.

Muskeln sind Tausendsassas

An dieser Stelle sei bereits deutlich darauf hingewiesen, dass es mit ein wenig »Bewegung« nicht getan ist, um sexuellen Störungen vorzubeugen, geschweige denn sie zu therapieren. Dieser Begriff »Bewegung«, der sich bedauerlicherweise stark eingebürgert hat, ist zudem im Prinzip völlig verfehlt, denn man »bewegt« sich auch stehend auf einer Rolltreppe von unten nach oben oder sitzend im Taxi zum Flughafen. Was der Mensch zur Gesunderhaltung braucht, ist anstrengende Muskelaktivität!

Die Skelettmuskulatur stützt unseren Körper, wodurch wir aufrecht stehen und uns bewegen können. Durch Anspannung und Erschlaffung setzen die Muskeln unsere Gliedmaßen buchstäblich in Aktion. Bei dieser Muskelarbeit wird einerseits Energie verbraucht, aber gleichzeitig wird auch Wärme erzeugt, was in kalten Jahreszeiten überlebensnotwendig ist.

Mit jedem Einsetzen einer Muskelaktivität wird in allen beteiligten Muskelzellen Energie in Form von ATP (Adenosintriphospat) benötigt. Dies steht allerdings nur in einem begrenzten Umfang in der Muskulatur zur Verfügung und muss daher immer wieder aus den Energieträgern Kohlenhydrate, Fette und Eiweiße hergestellt werden. Bei einer leichten bis moderaten Belastung werden sowohl Kohlenhydrate als auch Fett verbrannt, allerdings zu unterschiedlichen Anteilen. Zunächst werden fast ausschließlich Kohlenhydrate (Glykogen oder Glukose) als Energielieferant verwendet. Je länger eine leichte bis moderate Belastung dauert (mindestens 30 Minuten), desto größer wird der Anteil der Fettverbrennung und kann bis zu einem maximalen Anteil von 50 Prozent gesteigert werden. Mit moderater Belastung meinen wir eine aerobe Belastung, das heißt, es gelangt genügend Sauerstoff zu den Muskeln, und die Energiesubstrate können mit dessen Hilfe verbrannt werden. Ganz einfach zu merken: Wenn man während der Aktivität noch quatschen kann, ist es eine aerobe Belastung. Die Fettverbrennung hat zwar den Vorteil, dass selbst bei schlanken Menschen große Fettreserven vorhanden sind. Nachteilig ist aber, dass sie nur langsam anspringt und zwingend auf Sauerstoff angewiesen ist.

Aber warum wechselt der Körper dann bei moderater Belastung überhaupt in die Fettverbrennung, wenn die Glykogenolyse doch eigentlich das bessere Modell ist? Um die Glykogenvorräte für Notsituationen aufzubewahren. Stellen Sie sich den Höhlenmenschen vor, der stundenlang durch die Gegend läuft auf der Suche nach Nahrung, und plötzlich muss er vor einem Raubtier wegrennen. Wäre er da auf die gemütliche Fettverbrennung angewiesen, würde er nicht sehr weit kommen. Wenn eine körperliche Belastung sehr intensiv wird, stellt der Körper deshalb auf die anaerobe Energiebereitstellung um. Für diese benötigt er keinen Sauerstoff und kann so Glukose aus dem Blut und aus dem Abbau des Muskelglykogens schnell verwerten (anaerobe Glykolyse). Das ist ein großer Vorteil bei kurzfristigen maximal intensiven Belastungen. Allerdings entsteht bei dieser Energiebereitstellung nebenbei massenhaft Milchsäure (Laktat) im Muskel, die den Organismus »übersäuert«. Dadurch hält man diese Anstrengung nicht lange durch, vor allem nicht, wenn man untrainiert ist (Maximum zwei Minuten). Übrigens reicht der Muskelzelle für ganz kurze (maximal zehn Sekunden) und starke Anstrengungen das bereits vorhandene ATP, danach muss dieses aber durch die drei oben genannten Energiequellen – Kohlenhydrate, Fette und Eiweiße – neu aufgebaut werden.

Schutz für die Fettzellen

Je trainierter jemand ist, desto schneller kommt er oder sie in die Fettverbrennung. Die Muskeln lernen, schneller auf die langsame, sauerstoffzehrende Fettverbrennung zurückzugreifen, um das Muskelglykogen beispielsweise für einen Endspurt aufzuheben. Es ist ein wenig frustrierend für denjenigen, der gerade mit einem Training beginnt, dass er nicht den gleichen Verbrennungserfolg hat wie der geübte Sportler. Man kann es aber auch als verdienten Lohn für jahrelange Disziplin ansehen, dass ein trainierter Körper bei gleicher Arbeit mehr Fett verbrennt als ein untrainierter.

Aktive Muskeln verhindern mit der Fettverbrennung, dass sich zu viele Fette in die Muskelzellen einlagern und diese dadurch insulinresistent würden. Bei regelmäßiger Muskelarbeit wird der gesteigerte Energiebedarf zudem zu einem erheblichen Anteil aus den viszeralen Fettdepots (siehe Seite 59) bereitgestellt, wodurch die gesundheitlich bedenklichen Fettspeicher beschränkt werden. Bei dieser Fettverbrennung wird gleichzeitig der Füllungsgrad der Fettzellen reduziert, sodass diese nicht zu groß werden, weniger Entzündungsneigung aufweisen und entsprechend länger gesund bleiben. All das ist ein weiterer Aspekt, warum sportliche und schlanke Menschen kurzfristig angefutterte überflüssige Kilos so viel schneller wieder los sind als jemand, der schon länger ein paar Gramm zu viel auf den Rippen hat.

Bereits wenige Tage muskulärer Inaktivität sorgen für Entzündungsreaktionen im Muskel und in Folge auch im ganzen Körper, was wiederum die Insulinresistenz in den betroffenen Regionen beziehungsweise Geweben triggert. Der Zusammenhang von chronischer Inaktivität mit sexuellen Funktionsstörungen liegt auf der Hand.

Bessere Blutversorgung

Regelmäßige Muskelarbeit ist darüber hinaus der perfekte Reiz dafür, die eigene Durchblutung zu fördern und dadurch zu verbessern. Denn das Gefäßsystem in unserem Körper ist keine einmalig angelegte Sache, die dann bis ans Ende unseres Lebens Bestand hat, sondern kann sich neuen Gegebenheiten anpassen. Das gelingt durch die Freisetzung von Faktoren, die das Gefäßwachstum stimulieren und somit den Bau von mehr Kapillaren bis hin zu größeren Gefäßen in den Muskeln veranlassen. Relativ neu entdeckt und ebenfalls von großer präventiver Bedeutung ist die Tatsache, dass anstrengende Muskelarbeit durch den Ausbau des Kapillarnetzes nicht nur die Blutversorgung der Muskelzellen verbessert, sondern auch die des dortigen Fettgewebes. Das heißt, es können Entzündungen verhindert werden, die durch Sauerstoffunterversorgung und den damit bedingten Stress für die Fettzellen entstehen. Dadurch können Fettzellen länger gesund erhalten werden. Das könnte die Erklärung für die Ergebnisse einiger Studien sein, dass übergewichtige Menschen, die sich regelmäßig sportlich aktiv betätigen, statistisch gesehen länger und gesünder leben als Menschen, die zwar auf den ersten Blick schlank wirken, sich aber kaum körperlich betätigen.

Nicht nur die Quantität der Blutgefäße erhöht sich durch ausreichend aktivierte Muskeln, sondern auch die Qualität: Die Funktion des Endothels wird dahingehend beeinflusst, dass die Blutgefäße sich (wieder) leichter ausweiten können, das heißt, die Durchflussrate des Blutes wird gesteigert. Damit wird nicht nur die Blutdruckregulation

Dem Fett im Körper auf der Spur

Der Großteil des Gewichts beziehungsweise der Körpermasse ist Wasser beziehungsweise Muskulatur, da Muskeln zu 70 bis 80 Prozent aus Wasser bestehen. Sich allein nach dem Körpergewicht oder dem BMI (siehe Seite 60) zu richten ist also unsinnig, denn beides sagt nichts über das Fett im Körper aus. Es ist auch nicht allein entscheidend, zu wissen, wie viel Fett Ihr Körper enthält, sondern wo es sitzt.

Den Körperfettanteil kann man mit einer der modernen BIA-Waagen (Bioelektrische Impedanzanalyse) recht gut abschätzen. Falls der erhöht ist und man dabei die berühmte »Apfelform« aufweist (siehe Seite 59),hat sich sehr wahrscheinlich viel Fett in den inneren Organen angesammelt. Also unbedingt auch den Taillenumfang messen! Die richtige Stelle dafür liegt in der Mitte zwischen unterem Rippenbogen und Beckenkamm – bei den meisten Menschen ist das die Bauchnabelhöhe.

Es ist auch ratsam, zusätzlich den Hüftumfang zu messen – auf Höhe der Hüftknochen, was in etwa der Stelle mit der größten Ausdehnung des Gesäßmuskels entspricht. Dann kann man den Taillenumfang mit dem Hüftumfang in Beziehung setzen, und wenn der Hüftumfang größer als der Taillenumfang ist, gehört man zur Gattung »Birnenform« und trägt ein viel geringeres Risiko für gefährdende Fettablagerungen an den Organen als bei der Apfelform, also wenn der Bauchumfang größer ist als der Hüftumfang.

Merke: Bei einem hohen Körperfettanteil plus Apfelform sollte man, egal ob normalgewichtig oder adipös, unbedingt abnehmen – und dabei so weit wie möglich die Muskeln erhalten.

deutlich erleichtert, sondern auch die Sauerstoff- und Nährstoffversorgungen vieler Gewebe verbessert und somit auch die Versorgung des zentralen Nervensystems und der Sexualorgane.

Wichtiger Hormonlieferant

Die Muskulatur ist zudem ein Sekretionsorgan, also ein Organ, welches Hormone produzieren und ausscheiden kann. Das sind die sogenannten »Myokine«, die von den Muskelzellen aus in den Blutkreislauf gelangen. Auf diese Weise kommunizieren Muskelzellen mit Zellen in anderen Organen wie Herz, Leber, Niere oder Gehirn, womit dort jeweils wiederum spezifische Hormonabgaben getriggert werden. Arbeitende Muskeln steuern über ihre hormonellen Effekte hinaus noch unzählige wichtige Regulationsvorgänge im Körper. Erst kürzlich hat man zudem erkannt, wie wichtig diese Myokine für ein reibungsloses Funktionieren des menschlichen Immunsystems sind.

Die Quintessenz all dieser Forschung: Die permanente körperliche Inaktivität, die den Lebensstil moderner Gesellschaften kennzeichnet, sorgt dafür, dass die Betroffenen auf vielen verschiedenen Ebenen massive gesundheitliche Probleme bekommen, die sie ein Leben lang begleiten. Umgekehrt gilt als gesichert, dass eine regelmäßige Muskelaktivität nicht nur die körperliche, sondern auch die geistige Leistungsfähigkeit und überdies auch die Lebensqualität erhöht. Aber Vorsicht – viel hilft nicht immer viel! Lang andauernde Extrembelastung fördert die Entzündungsneigung, schwächt das Immunsystem und fördert die Entwicklung verschiedener Erkrankungen. Wie meist im Leben gilt auch hier, die Dosis macht das Gift.

Empfohlene Muskelaktivität

Die Weltgesundheitsorganisation (WHO) hat im Jahr 2020 zum ersten Mal konkrete Empfehlungen gegen das chronische lange Sitzen ausgegeben. Entweder sollte die sitzend verbrachte Zeit reduziert oder alternativ das Mindestmaß an körperlicher Aktivität auf mehr als 300 Minuten mit moderater Aktivität pro Woche erhöht werden. Wer dies nicht beherzige, gehe ein erhebliches Erkrankungsrisiko ein. Die WHO bezog sich dabei unter anderem auf eine zusammenfassende Analyse von zehn Langzeituntersuchungen, die 2019 von einer internationalen Expertengruppe veröffentlicht wurde. Diese kam zu einem schier dramatischen Ergebnis: Wer zusätzlich zu einer überwiegend sitzend verbrachten Arbeit auch noch in seiner Freizeit drei bis vier Stunden sitzt, erhöht die Gefahr des verfrühten Sterbens im Vergleich zu denjenigen, die ihre sitzende Arbeitsweise mit körperlicher Aktivität in der Freizeit kompensieren, um 50 bis 100 Prozent! Wenn das keine Motivation ist, jeden Tag bewusst häufiger von seinem bequemen Sessel aufzustehen und so viel wie möglich zu gehen oder zu laufen, dann wissen wir auch nicht weiter.

Viele Gesundheitsorganisationen geben konkrete Empfehlungen für notwendige körperliche Aktivitäten, die effektive krankheitsvorbeugende Wirkung entfalten. Typischerweise werden dafür Angaben in Form des notwendigen Energieverbrauchs gemacht. Die dabei gewählte Größe ist das sogenannte MET, eine Abkürzung aus dem Englischen für »Metabolic Equivalent of Task« oder auf Deutsch »Metabolisches Äquivalent«. Um diese Empfehlungen zu verstehen, müssen wir im Folgenden kurz klären, was genau MET bedeutet und wie man die Angaben in der Praxis umsetzt.

Aktivität messen

- Sitzender Lebensstil wird in der Wissenschaft so beschrieben: im Wachzustand entweder Sitzen, Liegen oder Stehen mit einem Energieverbrauch von weniger oder gleich 1,5 MET pro Minute.
- Ein MET ist definiert als der durchschnittliche Sauerstoffverbrauch, der für einen 40-jährigen Mann mit 70 kg Körpergewicht in Ruhe gemessen wird: 3,5 ml Sauerstoff pro kg Körpergewicht pro Minute. Bei Frauen werden 3,15 ml Sauerstoff pro kg Körpergewicht pro Minute angesetzt.
- Da der Kalorienverbrauch direkt von der Sauerstoffaufnahme abhängt, kann man aufgrund von MET-Minuten den jeweiligen Kalorienverbrauch hochrechnen: 1 MET entspricht einer 1 kcal pro kg Körpergewicht pro Stunde. Wenn beispielsweise eine Person mit 70 kg eine Stunde mit 6 MET-Minuten Sport treibt, dann verbraucht sie geschätzt 1 x 6 kcal pro Körpergewicht pro Stunde: 1 x 70 kg x 60 Minuten = 420 kcal im Vergleich zu den geschätzten 70 kcal/Stunde in Ruhe.

Wenn Sie spazieren gehen, beispielsweise mit einer Geschwindigkeit von 4 km/h, brauchen Ihre Muskeln etwa dreimal mehr Sauerstoff als in Ruhe. Damit wären Sie bei 3 MET pro Minute. In einer Stunde ergäben sich daraus 180 MET-Minuten. Eine Stunde Wandern in bergigem Gelände mit moderater Geschwindigkeit sind bekanntlich anstrengender und entsprächen etwa 6 MET pro Minute, also 360 MET-Minuten pro Stunde. Bei flotterem Joggen mit 9 km/h erreichen Sie einen Energieverbrauch von ungefähr 10 MET pro Minute, also entsprechend 600 MET-Minuten pro Stunde. Von der Weltgesundheitsorganisation (WHO) werden 600 MET-Minuten pro Woche als absolutes Minimum empfohlen. Diese Maßgabe ist eher für das Halten eines Status quo geeignet. Für einen merklichen gesundheitlichen Nutzen ist aber deutlich mehr Aktivität gefordert, und es werden aktuell 3000 bis 4000 MET-Minuten pro Woche empfohlen.

Wenn wir bei dem 70 kg schweren Mann vom Beispiel weiter oben bleiben und er es beim gemütlichen Spazierengehen beließe, müsste er in der Tat 16 bis 17 Stunden pro Woche ansetzen, um wenigstens auf 3000 MET-Minuten zu kommen. Bei flotterem Joggen (9 km/h) würde er dieses Ziel nach 5 Stunden erreichen.

Wie man an den Empfehlungen und Beispielen erkennt, ist es hilfreich, sich nicht nur auf die eingeplanten »Sport-Stunden« zu verlassen, um einen sitzenden Lebensstil auszugleichen. Nutzen Sie vielmehr jede Möglichkeit zur körperlichen Aktivität, die sich im täglichen Leben bietet, um Ihre Muskeln zu belasten. Wie wäre es, den Weg zur Arbeit zu Fuß oder mit dem Fahrrad zurückzulegen? Einkäufe selbst zu erledigen, statt den Lieferdienst zu bemühen. Und Treppen zu steigen, statt Aufzüge und Rolltreppen zu benutzen.

WIE FALSCHE HORMONE DIE LUST VERTREIBEN

Eigentlich ist es nicht erst seit gestern bekannt, dass in Folge von Typ-2-Diabetes sexuelle Funktionsstörungen gehäuft auftreten. Sobald man sich ein bisschen tiefer mit der Thematik befasst, stößt man in Lehrbüchern, Fachartikeln und natürlich im Internet auf entsprechende Hinweise. Und doch ist das Wissen über diese Tatsache in der Bevölkerung kaum verbreitet oder wird verdrängt. Was vielen nicht bewusst ist: Typ-2-Diabetes ist keine Krankheit, die man ab einem gewissen Blutzuckerwert hat, knapp unterhalb des Grenzwertes aber nicht! Diabetes ist vielmehr eine über viele Jahre kontinuierlich fortschreitende Störung fast des gesamten Stoffwechsels, die im Laufe der Zeit immer weniger kompensiert werden kann. Offiziell hat man Diabetes allerdings erst, wenn der Blutzuckerspiegel eine bestimmte Höhe erreicht hat.

Natürlich ist eine hohe Blutzuckerkonzentration äußerst schädlich für die Blutgefäße, aber im Grunde ist das nur eines von vielen Symptomen dieser massiven, allumfassenden Störung, die viele Schäden im Körper anrichtet. Auch verursacht ein erhöhter Blutzucker keine sexuellen Funktionsstörungen, sondern die zahlreichen mit ihm verbundenen metabolischen und hormonellen Fehlsteuerungen sind deren Auslöser. All diese Fehlentwicklungen treten bereits viele Jahre vor der eigentlichen Diabetes-Diagnose auf, und man hätte der fatalen Entwicklung Einhalt gebieten können, wenn man die ersten Anzeichen richtig interpretiert hätte.

Die Produktion der Geschlechtshormone

Die Testosteronfabrik beim Mann liegt in den Hoden, allerdings findet dort nur die Fertigstellung statt. Die Entscheidung, wann und wie viel davon produziert wird, wird anderswo getroffen. Die Chefetage sitzt in einem kleinen Teil des Gehirns, dem Hypothalamus. Dort werden viele Steuerungshormone ausgeschüttet, um die vegetativen Vorgänge im Körper am Laufen zu halten. Uns interessiert hier das Gonadotropin-Releasing-Hormon (GnRH). Das ist sozusagen der primäre Arbeitsauftrag vom Geschäftsführer, der an die Abteilungsleiter eine Etage tiefer geht. Dieser Befehl erfolgt stoßweise im Abstand von circa zwei Stunden. Man nennt dies pulsatil.

Aber nun zur tiefer liegenden Abteilungsleiteretage, der Hypophyse. Das ist eine endokrine – also Hormon ausschüttende – Drüse, die ebenfalls im Gehirn angesiedelt ist. Ein Abteilungsleiter schickt den Arbeitsauftrag von dort an die Hoden in Form des Luteinisierenden Hormons (LH), und ein anderer sendet das Follikel stimulierende Hormon (FSH) aus. Über die Blutbahn gelangen die beiden Arbeitsaufträge zur Fabrik **Hoden**. LH bewirkt dort die Herstellung von Testosteron, FSH hingegen die Bildung von Spermien.

Die höchste Testosteronkonzentration im Serum wird übrigens morgens gemessen, abends ist die Konzentration um 40 Prozent geringer. Vielleicht haben Sie das ja eh schon immer geahnt.

Bei Frauen sieht die Hierarchie genauso aus: Das GnRH aus der Chefetage steuert die Freisetzung von LH und FSH in der Hypophyse. Allerdings sehen die eigentlichen Fabriken dann doch anders aus, auch wenn der Weg dorthin der gleiche ist. Für die Hormone geht es nämlich weiter zu den **Eierstöcken**, und dort stimulieren sie die Freisetzung der Geschlechtshormone Östrogen, Progesteron, aber auch Testosteron. Während die Hauptaufgabe von Progesteron ist, die Gebärmutterschleimhaut auf das Einnisten einer befruchteten Eizelle vorzubereiten, hat Östrogen vielfältige Aufgaben im weiblichen Körper und beeinflusst die Regulation der Körperflüssigkeiten, die Kollagenproduktion, die Haut- und Knochengesundheit, das Wachstum von Haaren und Nägeln, es reguliert die Körperfettverteilung und beeinflusst nicht zuletzt die geistige Leistungsfähigkeit, die Stimmung und den Schlaf.

Es herrscht oft die Meinung vor, dass Östrogen ein rein weibliches Hormon sei. Das ist aber nicht richtig, nur kommt es bei Männern physiologisch in viel geringeren Mengen vor. Es beeinflusst die Produktion von Spermien, reguliert den Sexualtrieb, und die eben beschriebenen allgemeinen Wirkungen von Östrogen auf den Körper sind bei Mann und Frau identisch. Über die Funktion des Testosterons bei Frauen erfahren Sie ein Stück weiter unten mehr.

Unabhängig von der Achse Hypothalamus → Hypophyse → Hoden/Eierstock wird Östrogen in geringen Mengen auch in den Nebennieren und Fettzellen synthetisiert. Merken Sie sich bitte Letzteres, wir kommen gleich darauf zurück.

Testosteronkiller bei Männern

Es dürfte hinreichend bekannt sein, dass auch bei sonst gesunden und schlanken Männern mit zunehmendem Alter die Testosteronproduktion abnimmt. Genauer gesagt sinkt der Testosteronspiegel ab dem 35. Lebensjahr im Durchschnitt jährlich um ein Prozent. Allerdings setzt dieser Prozess bei übergewichtigen Männern oft deutlich früher ein, und das Absinken beträgt mehr als das übliche ein Prozent. Dies vor allem bei einem hohen Anteil an viszeralem Fett in der Bauchhöhle und ektopem Fett in anderen Geweben. Sexuelle Fantasien und die Erektionsfähigkeit entsprechen dann nicht der Altersnorm – eben wegen des niedrigeren Testosteronspiegels. Immer deutlicher kommen durch Studien und Forschung die Zusammenhänge ans Licht: Je mehr Übergewicht und je höher der prozentuale Fettanteil, desto weniger Testosteron.

Warum ist das so? So ganz abschließend ist es noch nicht geklärt, aber es gibt vernünftige, sich ergänzende Erklärungsansätze. Vor allem das Bauchfett ist – wie bereits erklärt (siehe Seite 57 bis 68) – metabolisch hochaktiv. Eine Zunahme sorgt für eine verstärkte Bildung von Entzündungsfaktoren und von Leptin. Letzteres ist für das Sättigungsgefühl zuständig und reguliert darüber den Energiehaushalt des Körpers. Dieses Hormon spielt sicherlich eine wichtige Rolle bei der Körperregulation. Die Forschung dazu steckt noch in den Kinderschuhen, aber klar ist, dass sowohl zu viel wie auch zu wenig Leptin das gesunde Gleichgewicht der Sexualhormone stört. Gesichert ist auch, dass es über verschiedene Mechanismen die Insulinresistenz verstärkt. Die Entzündungsfaktoren dagegen verringern die Testosteronproduktion im Hoden.

Zudem wird bei Übergewicht mit den stark vermehrten Fettzellen mehr von dem dort hergestellten Enzym Aromatase bereitgestellt (siehe Seite 89 bis 90). Das wiederum wandelt vermehrt Testosteron zu Östrogen um (genauer gesagt zu der biologisch aktivsten Unterart Östradiol). Testosteron ist also die Vorstufe von Östradiol. Das verschärft die ganze Situation noch, denn Östradiol hemmt die Testosteronproduktion über ein negatives Feedback in die Chefetage Hypothalamus und an den Abteilungsleiter Hypophyse – im Sinne von: Es gibt genug Östradiol, es muss kein Testosteron (das ja die Vorstufe von Östradiol ist) produziert werden.

Der Vollständigkeit halber sei hier erwähnt, dass es eigentlich Östrogene (Plural) heißen müsste, da es drei davon gibt. Wir könnten jetzt polemisch sein und behaupten, es sei mal wieder typisch, dass das vornehmlich weibliche Hormon gleich drei Sorten benötigt, nämlich Östradiol, Östron und Östriol … Der Einfachheit halber bleiben wir zukünftig bei dem Oberbegriff Östrogen.

Man sieht betroffenen Männern den erhöhten Östrogenanteil oft sogar an, denn der kann zu einem Umbau des Brustgewebes führen, was von einem dezent veränderten Brustansatz mit weiblicherer Form bis hin zu ausgeprägten Brüsten reichen kann. Man spricht in der Medizin von einer Gynäkomastie. Auch insgesamt nimmt die Fettverteilung im Körper weiblichere Formen an. Häufig ist dieses Erscheinungsbild mit einem großen Leidensdruck bei den Betroffenen verbunden.

Zu wenig Testosteron kann aber noch eine Reihe weiterer Störungen beziehungsweise Symptome verursachen. Diese sind zwar unspezifisch, das heißt, dass auch andere Ursachen dahinterstecken können, aber man sollte zumindest seinen Testosteron- beziehungsweise Androgenspiegel bestimmen lassen, wenn Mann sie bei sich feststellt. Als Androgene bezeichnet man alle Sexualhormone, die für die Ausbildung von männlichen Geschlechtsmerkmalen zuständig sind. Der

Einfachheit halber beschränken wir uns hier auf das bekannteste und auch häufigste Androgen, nämlich das Testosteron.

Anzeichen für einen Testosteronmangel können sein: weniger oder schwächere spontane Erektionen, reduziertes Hodenvolumen, verminderte Körperbehaarung, Abnahme der Muskelmasse und Muskelkraft, Stimmungsschwankungen, Erschöpfung, Schlafstörungen, Hitzewallungen, Aggressivität, verminderte geistige Leistungsfähigkeit und Depressionen.

Auch Frauen benötigen Testosteron

Frauen benötigen ebenfalls Testosteron und andere Androgene, um normal zu funktionieren, allerdings in geringerer Menge als Männer. Bei Frauen wird Testosteron selbstverständlich nicht im Hoden, sondern hauptsächlich im Eierstock in den sogenannten Thekazellen produziert. Wie auch bei Männern kann durch das Enzym Aromatase aus Testosteron Östrogen gebildet werden. Die Aromatase wird im Eierstock, in der Leber, im Brustgewebe und – wie schon gesagt – im Fettgewebe produziert.

Testosteron stimuliert bei der Frau unter anderem den Aufbau von Muskulatur und Knochen und fördert die Bildung von roten Blutkörperchen. Das klingt doch gar nicht verkehrt, oder? Dummerweise entwickelt sich aber bei vielen Frauen mit zunehmendem Alter ein Testosteronmangel, meist während und nach den Wechseljahren, wenn die Eierstöcke allmählich müde werden und in Rente gehen. Die Folge sind typischerweise eine Zunahme an Bauchfett, die Abnahme an Muskelkraft und depressive Verstimmungen. (Über die Unfairness des Lebens zu diskutieren, ist an dieser Stelle leider müßig.) Andere Ursachen für einen Testosteronmangel können die Einnahme gewisser Anti-Baby-Pillen sein oder von Östrogenpräparaten, um einen Östrogenmangel in den Wechseljahren auszugleichen.

Wer jetzt meint, dass Frauen besser bedient wären, wenn sie hohe Testosteronspiegel aufweisen, liegt allerdings falsch. Denn »viel wirkt viel« stimmt auch in diesem Fall nicht, und es kommt durch ein Zuviel an Testosteron zu ungünstigen Auswirkungen auf Stoffwechsel und Hormonhaushalt sowie zu Beeinträchtigungen der Sexualität.

Dem Ganzen liegt ein Teufelskreis zugrunde. Der Hauptproduktionsort für Testosteron sind bei Frauen die Eierstöcke. Wie schon mehrfach angesprochen, sorgt die Insulinresistenz der Zellen für einen erhöhten Insulinspiegel im Blut. Das Insulin stimuliert einerseits die Produktion von Testosteron im Eierstock und senkt gleichzeitig in der Leber die Produktion von dessen Transportprotein (SHGB). Normalerweise sind 50 Prozent des im Blut zirkulierenden Testosterons an SHGB gebunden und dadurch inaktiv. Nun aber ist mehr bioverfügbares Testosteron im Blut unterwegs, und die Aromatase kommt mit der Umwandlung in Östrogen nicht mehr hinterher. Das Verhältnis der beiden Hormone verschiebt sich zuungunsten von Östrogen. Ein Zuwenig an Östrogen wiederum veranlasst die Chefetage im Hypothalamus, weniger LH und somit weniger Östrogen zu produzieren. Klingt total unlogisch, hat aber mit dem mehr oder weniger komplizierten Dreierhormonhaushalt, bestehend aus Progesteron, Östrogen und Testosteron, im normalen weiblichen Monatszyklus zu tun. Wir werden hier nicht weiter auf diese komplexen Zusammenhänge eingehen, nur so viel sei gesagt: Normalerweise ergibt das alles schon Sinn, nur nicht, wenn das Testosteron überhandnimmt. Im schlimmsten Fall kommt es zu einer »Vermännlichung« – tiefere Stimmlage, vermehrtes Muskelwachstum, Behaarung an Rücken und Brust und Rückbau der Brustdrüsen. Dafür braucht es allerdings hohe Testosteronspiegel über einen längeren Zeitraum. Zyklusstörungen und Zystenbildung in den Eierstöcken hingegen können sich deutlich früher ausbilden. Was genau Zyklusstörungen und die erwähnte Zystenbildung, auch bekannt als Polyzystisches Ovarsyndrom (PCOS), mit Unfruchtbarkeit zu tun haben, besprechen wir dann ausführlich in einem späteren Kapitel ab Seite 103.

Resümee

Wenn Ihnen jetzt vor lauter Hormonen komplett der Kopf schwirrt und Sie den Überblick verloren haben, dann fühlen Sie sich zunächst getröstet. Sie sind definitiv nicht allein. Merken Sie sich einfach Folgendes: Es gibt keine rein männlichen oder weiblichen Sexualhormone, aber die Produktion und Zirkulation von Geschlechtshormonen unterscheidet sich gewaltig bei den Geschlechtern. Außerdem variiert die Reaktion des Körpers auf die jeweiligen Hormone – Übergewicht und Insulinresistenz verursachen bei Männern einen Testosteronmangel und bei Frauen einen Testosteronüberschuss. Beides wiederum beeinflusst das Sexualleben negativ.

Zu viel Fett macht unfruchtbar

Eine funktionierende Hormonachse von GnRH über LH/FSH und darüber zu Östrogen, Progesteron und Testosteron ist nicht nur für die Libido entscheidend, sondern auch für die Fruchtbarkeit. Doch die Angriffe auf dieses System durch eine Insulinresistenz sowie durch hormonproduzierende Fettzellen sind massiv. Bei Frauen kommt es zu den bereits erwähnten Zyklusstörungen und zum PCO-Syndrom. Bei Männern werden im Hoden die Freisetzung von Testosteron und die Bildung von Spermien ausgebremst.

Somit wird klar, dass Übergewicht oder Fettleibigkeit nicht nur die Lust an der Liebe vertreiben, sondern auch die Fruchtbarkeit begrenzen. Und so wundert es einen auch nicht, dass angesichts steigender Zahlen von übergewichtigen Menschen in Deutschland immer mehr und oft auch junge Paare an ihrem unerfüllten Kinderwunsch verzweifeln. Die gute Nachricht sei auch hier noch einmal erwähnt. Man kann diesen Symptomkomplex um eine Insulinresistenz herum mit einer konsequenten Änderung des Lebensstils deutlich verbessern oder gar ganz verschwinden lassen.

Hinweis

Wir verzichten hier bewusst auf die Benennung von aktuell herrschenden Norm- und Grenzwerten und genaueren Diagnosekriterien – vielmehr empfehlen wir bei Verdacht auf eine Störung im Bereich der Sexualhormone, erfahrene Endokrinologen oder Sexualmediziner zu konsultieren.

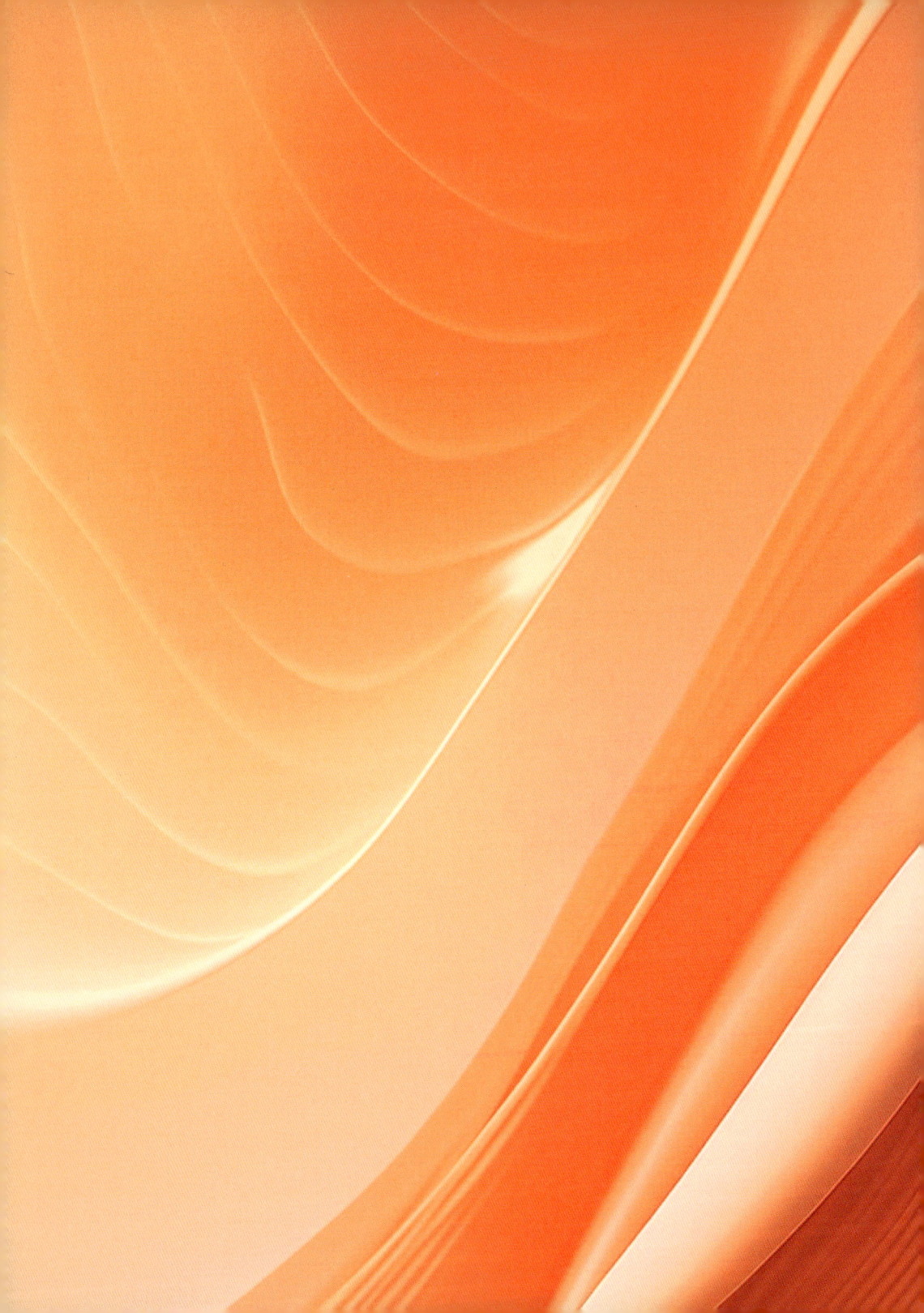

WENN DER KINDERWUNSCH EIN WUNSCH BLEIBT

FRUCHTBARKEITS-STÖRUNGEN DES MANNES

Sie wünschen sich ein Kind, aber trotz regelmäßigen Geschlechtsverkehrs kommt es nicht zur Schwangerschaft. Woran liegt es? An ihm? An ihr? Ist es unabänderbares Schicksal? Statistisch liegen die Ursachen zu jeweils 30 Prozent bei der Frau, beim Mann oder bei beiden. In zehn Prozent der Fälle bleibt die Ursache ungeklärt.

Ein Problem ist sicherlich, dass sich der Zeitpunkt der ersten Schwangerschaft statistisch immer weiter nach hinten verschiebt. Jetzt haben wir wieder unseren Körper aus der Steinzeit, gepaart mit der heutigen Lebensrealität. Zum Glück wird man in unserer Kultur nicht mehr mit Erreichen der Volljährigkeit zwangsverheiratet, damit man den Eltern nicht mehr zur Last fällt. Frauen wie Männer lassen sich bei der Partnersuche mehr Zeit, außerdem möchten beide Geschlechter oft erst einmal den beruflichen Ambitionen freien Lauf lassen und einen gewissen Wohlstand aufbauen. Nur dumm, dass unsere Körper mit Mitte 30 schon der Meinung sind, dass wir genug Zeit hatten, uns um Nachwuchs zu kümmern. So sinkt bei der Frau die Fruchtbarkeit nach dem 35. Lebensjahr innerhalb von 10 bis 15 Jahren quasi auf null, beim Mann verläuft der Abfall der Zeugungsfähigkeit langsamer. Aber wie Sie schon im vorherigen Kapitel erfahren haben, sinkt die Testosteronproduktion jährlich um ein Prozent. Das ist wirklich alles sehr unpassend und mit unserem westlichen, modernen Lebensstil schlecht vereinbar. Mit dem Absinken des Testosteronspiegels leidet nicht nur die Spermienqualität, sondern es werden auch weniger Spermien produziert. Es gibt jedoch eine Vielzahl weiterer Ursachen für Fruchtbarkeitsstörungen, die unabhängig vom Alter sind.

Krankheitswertige Veränderungen

Wir machen ab hier mal eine strikte Geschlechtertrennung und widmen uns im restlichen Kapitel den Ursachen für die Unfruchtbarkeit bei Männern. Ein Kapitel weiter geht es dann aber ebenso ausführlich um das weibliche Geschlecht.

Beim Mann könnten Veränderungen an den Chromosomen die Bildung gesunder Spermien unterbinden. So ein Spermium muss aber topfit sein, wenn es das Wettrennen gewinnen will und sich dann noch durch die dicke Wand der Eizelle kämpfen möchte. Auch können Veränderungen an Hoden, Nebenhoden oder Samenwegen verantwortlich für männliche Unfruchtbarkeit sein. So etwas kann nach Entzündungsprozessen auftreten, die zum Beispiel durch Mumps oder andere Infektionserkrankungen ausgelöst wurden. An der Stelle sei ein kurzer Hinweis auf die Wichtigkeit von gängigen Impfungen bei Kleinkindern erlaubt.

Schließlich können auch krampfaderartige Erweiterungen von Hodenvenen (Varikozele) oder eine Autoimmunreaktion des Körpers gegen die eigenen Spermien für die Unfruchtbarkeit beziehungsweise Zeugungsunfähigkeit sorgen.

Das alles sind Krankheitsgeschehen, die man oft nicht hätte verhindern können. Aber wie schaut es aus mit den Dingen, die man selbst in der Hand hat?

Zeugungsunfähigkeit und Lebensstil

Aktuelle Studien beschäftigen sich mit dem Einfluss von Ernährungsgewohnheiten und Übergewicht auf die Spermaqualität und -quantität, sowie mit ihrem Einfluss auf die männliche Fertilität, also Zeugungsfähigkeit. Ein erhöhter BMI geht mit einer erhöhten Wahrscheinlichkeit einher, dass sich zu wenige oder vielleicht gar keine Spermien im Ejakulat befinden. Das an sich ist ja schon schlimm genug für die Betroffenen, aber das war es noch nicht mit den Hiobsbotschaften. Darüber hinaus weisen die Spermien (stark) übergewichtiger Männer vor allem in Kombination mit einem bestehenden Metabolischen Syndrom (siehe Seite 21) gehäuft Funktionsstörungen auf – beispielsweise kann die DNA, auf der das Erbgut gespeichert ist, an mehreren Positionen gebrochen sein.

Mit einem sogenannten Spermiogramm kann im Labor die Qualität von Spermien festgestellt werden. Damit wird die Menge, die Lebhaftigkeit, die Beweglichkeit und das Aussehen der Samenzellen beurteilt. All diese Faktoren sind für die Spermienqualität von Bedeutung und letztlich auch für die Fruchtbarkeit (Fertilität) des Mannes.

Erst zu wenig Sperma, und der Rest funktioniert oft nicht richtig. Das sind wirklich keine guten Nachrichten, und sie erklären so manche ausbleibende Schwangerschaft.

Was jetzt folgt, wurde in den Kapiteln »Moderner Mensch gefangen im Steinzeitkörper« und »Wie falsche Hormone die Lust vertreiben« bereits ausführlich behandelt. Das Wissen darum ist jedoch so wichtig, dass wir das Ganze unter dem Aspekt der Infertilität gerne noch einmal in Kürze wiederholen: Ein übermäßig großes viszerales Fettgewebe und die dabei meist gleichzeitig verfettete Leber sind riesige Entzündungsherde im Körper. Sie lösen Kaskaden von Entzündungsprozessen aus, an deren Ende auch eine Störung der Hodenfunktion stehen kann. Wissen Sie noch, was »ektop« bedeutet? Es meint Zellen, die sich nicht an ihrem physiologischen, also eigentlichen Bestimmungsort aufhalten. Ektope Fettablagerungen können auch einen störenden Einfluss auf die nervalen und hormonellen Steuerungen von der Chefetage im Gehirn, genannt Hypothalamus, bis hin zum Hoden nehmen. Am Ende steht da eventuell ein ausgeprägter Testosteronmangel mit Folgen wie Impotenz, verkleinerte Hoden oder Abnahme der Spermienproduktion. Klingt fürchterlich? Ist es im ersten Moment auch. Aber das Gute ist, wenn man(n) es schafft, sein Leben umzukrempeln, und das viele »verirrte« Fett der Vergangenheit angehört, dann »geht wieder was«. Im Folgenden erfahren Sie, an welchen Stellen dieses Umkrempeln ansetzt.

Ernährung

Mehrere Beobachtungsstudien haben versucht herauszufinden, ob Ernährung einen Einfluss auf die Spermienqualität hat. Dabei ließ sich in den Forschungsergebnissen folgender roter Faden finden: Wenn sich Männer von viel Fertigprodukten, gezuckerten Getränken und Süßigkeiten ernähren, weisen sie gehäuft eine reduzierte Spermaqualität auf. Bös gesagt, alles, was schnell geht und lecker ist, schadet den kleinen weißen Kaulquappen.

Wenn Männer hingegen ihre Kost mit reichlich Omega-3-Fettsäuren, antioxidativ wirksamen »sekundären Pflanzenstoffen«, Vitamin E, Vitamin C, Folsäure und Vitamin D, Selen und Zink gestalteten, findet Sperma das hingegen gut und dankt allerhöchstwahrscheinlich mit einer besseren beziehungsweise guten Qualität. Sie finden, das klingt gerade sehr kompliziert und nicht sehr appetitanregend? Dann übersetzen wir das doch einmal. Wir reden hier von einer Kost mit reichlich Fisch und Meeresfrüchten, Gemüsen, Salaten, Beeren und Pilzen, Nüssen und Ölen.

Es gibt nur einen kleinen Haken bei der Interpretation dieser Studien. Wer sich so ernährt, wird vermutlich jemand sein, der grundsätzlich auf einen gesunden Lebensstil achtet. Ist also die gute Spermienqualität bei solchen Männern die Folge der Ernährung oder ihres gesamten gesunden Lebensstils? Wahrscheinlich kann man das ohnehin nicht trennen, weil diese Bereiche Hand in Hand gehen. Schauen Sie also auch auf die weiteren Baustellen. Und von wegen appetitanregend – freuen Sie sich schon mal auf die vielen leckeren Rezepte ab Seite 160.

Alkohol

Ja, ja, der gute Alkohol. Eigentlich wissen wir alle, dass zu viel davon gesundheitsschädigend ist. Aber so manches alkoholhaltige Getränk schmeckt nun mal sehr gut, hat eine angenehme Wirkung und ist gesellschaftlich bestens etabliert. Aber ab wann kann denn Alkohol zu einem Problem werden?

Man spricht als Maßeinheit gerne von einem Drink, das entspricht 12 g reinem Alkohol. Frauen dürfen unbedenklich, außer bei Kontraindikationen, einen Drink am Tag genießen, das wäre beispielsweise ein Glas Wein von 0,125 l. Männer kommen aufgrund ihrer Größe und einer anderen Fettverteilung auf einen doppelt so hohen Wert von 24 g reinem Alkohol, also zwei Drinks. Mal ehrlich, das ist nicht viel. Und wenn man bereits übergewichtig ist, dann sinkt die Menge sogar noch, denn Fettgewebe ist weniger durchblutet als beispielsweise die Organe. Entsprechend zirkuliert anteilsmäßig weniger Blut, auf das sich der Alkohol verteilen kann. Der Promillewert ist entsprechend höher und schädlicher. Bei gleichem Gewicht, aber höherem Fettanteil wird Alkohol daher weniger gut vertragen.

Und wie schaut es nun mit Alkohol und Zeugungsfähigkeit aus? Mal völlig abgesehen von der Tatsache, dass Männer im betrunkenen Zustand im Geiste oft deutlich »standfester« sind als in der Realität … Eine dänische Studie an über 1000 Soldaten zeigte, dass bereits der regelmäßige Alkoholkonsum unterhalb der empfohlenen Höchstmenge zu einer Reduktion der Spermamenge, aber auch -qualität führte.

Bei 40 Einheiten in einer Woche sank die Spermamenge im Ejakulat um ein Drittel ab, verglichen mit den Kollegen, die es bei fünf Drinks pro Woche beließen. Noch größer war der Verlust an ausreichend ausgereiften und funktionsfähigen Spermien, ihr Anteil sank um die Hälfte! Da sich Sperma ständig erneuert, geht es übrigens nicht um den Alkoholkonsum der aktuellen Woche, vielmehr ist das Verhalten in der Woche vor der Untersuchung entscheidend. Das heißt auch: Chronisch hoher Alkoholkonsum und vor allem wiederholte Saufexzesse sind Gift fürs Sperma.

Spätestens jetzt sollte jedem klar sein, dass solch ein Trinkverhalten die Zeit bis zum Eintritt einer erfolgreichen Befruchtung beziehungsweise einer Schwangerschaft deutlich verlängern kann. Wer einen aktuellen Kinderwunsch hegt, sollte also seinen Alkoholkonsum gründlich überdenken und sein Trinkverhalten gegebenenfalls ändern.

Da sich übermäßiger Alkoholkonsum häufig noch mit Nikotinkonsum paart, gestaltet sich die Interpretation der Studienergebnisse ein wenig schwierig. Man kann nicht ganz genau sagen, wer hier der böseste Bube am Start ist. Bleiben wir doch gleich beim Nikotin.

Nikotin

Eigentlich gibt es da gar nichts zu diskutieren. Rauchen ist gesundheitsschädlich, teuer und auch der Attraktivitätsstern ist am Sinken. Rational gesehen gibt es nicht einen guten Grund für den Griff zur Zigarette – wenn da die liebe Sucht nicht wäre. Kinderwunsch jedoch ist ein gewichtiges Argumente, das Laster einzustellen.

Schon seit Längerem ist der Zusammenhang zwischen hohem Nikotinkonsum beziehungsweise Zigarettenrauchen und einer eingeschränkten Spermienanzahl gut belegt. Aber nicht nur die Anzahl sinkt, sondern auch die Qualität der Spermien lässt stark zu wünschen übrig. Nikotin ist hierbei nicht der alleinige Bösewicht, sondern auch andere im Zigarettenrauch befindlichen Schadstoffe, die oxidativen Stress auslösen, tun das ihrige. Mit »oxidativem Stress« ist ein Zustand im Stoffwechsel gemeint, bei dem durch Oxidation Schäden an Zellen oder deren Funktionen entstehen.

Wer also raucht – je mehr, desto schlimmer – sollte unbedingt schnellstmöglich damit aufhören, wenn ein unerfüllter Kinderwunsch im Raum steht. Auch nach einem erfolgreichen Karriereende als Raucher dauert es noch circa zwei Jahre, bis sich die Wahrscheinlichkeit für eine erfolgreiche Befruchtung von Eizellen deutlich erhöht. Ab da hat zumindest der Mann seinen Teil für eine erfolgreiche Schwangerschaft geleistet.

Inwieweit die in den letzten Jahren verbreiteten E-Zigaretten Spermamenge und -qualität negativ beeinflussen, ist noch nicht hinreichend geklärt. Manche Experten halten E-Zigaretten für weniger bedenklich, da sich beim Rauchen geringere Konzentrationen toxischer Produkte bilden. Andererseits existieren Hinweise, dass sich mit dem Gebrauch von E-Zigaretten das Risiko für Erektionsstörungen doch deutlich erhöht. Hier heißt es abwarten, was die Studien der Zukunft zeigen, und bis dahin im Idealfall gar nicht rauchen.

Rauschmittel

Die Wirkung von beliebten, mehr oder minder weitverbreiteten Drogen wie Marihuana beziehungsweise Haschisch, Kokain oder Opiaten auf die Fruchtbarkeit des Mannes ist nicht umfassend erforscht und nicht hinreichend geklärt. Das Gleiche gilt für psychoaktive Substanzen wie Amphetamine, Benzodiazepine oder synthetische Halluzinogene. Am eindeutigsten ist die Datenlage zum Konsum von Marihuana oder Haschisch: Nach regelmäßigem Gebrauch sind eine Minderung des Testosteronspiegels, ein Libidoverlust, Erektionsstörungen sowie eine Minderung des Ejakulatvolumens, der Spermienqualität und der Fruchtbarkeit die Regel. Ein ziemlich hoher Preis für ein paar entspannte Minuten oder Stunden.

Körperliche Aktivität

Einige Studien haben gezeigt, dass eine reduzierte Spermienkonzentration gehäuft bei chronischer körperlicher Inaktivität und erhöhtem Fernsehkonsum (mehr als 20 Stunden pro Woche) vorkommt. Allerdings konnte dieser Zusammenhang in anderen Studien nicht nachgewiesen werden. Es steht bisher also nicht eindeutig fest, dass Faulheit den Spermien schadet. Aber definitiv nützt Fleiß. So wurde festgestellt, dass sich bei übergewichtigen Männern, die dreimal pro Woche für circa eine Stunde auf dem Laufband aktiv sind, die Testosteronkonzentration, die Spermienkonzentration und die Spermienbeweglichkeit deutlich verbessert. Doch Vorsicht – viel hilft auch hier nicht viel: Bei übermäßig intensivem körperlichem Training – im Hochleistungssport – kann es auch zu einer Einschränkung der Spermienqualität und damit der männlichen Fruchtbarkeit kommen. Übrigens gilt dies nicht nur für übergewichtige Männer, sondern ebenso für normgewichtige.

Am Rande sei noch erwähnt, dass der im Bodybuilding häufig anzutreffende Missbrauch von Anabolika (androgen-anaboler Steroide) zwar einerseits dafür sorgt, das männliche Erscheinungsbild herauszuheben. Andererseits führt er gleichzeitig zu einer Senkung der Testosteronproduktion, zu Libidoverlust, Erektionsstörungen, Abnahme des Hodenvolumens, Minderung der Spermienproduktion und schließlich zur Unfruchtbarkeit. Wow, das ist eine lange Liste. Ob das allen Betroffenen so bewusst ist? Nach Absetzen der Dopingmittel gelten diese Änderungen zwar grundsätzlich als reversibel, dieser Prozess kann aber sechs Monate oder länger in Anspruch nehmen.

Wärmeexposition

Vorsicht vor zu häufigen oder zu langen Sauna-Besuchen bei 80 bis 90° C, ausgiebigen Solarien-Arien oder vor zu heißen Bädern. »Zu heiß« meint eine Temperatur über der eigenen Körperkerntemperatur. Für einen ungestörten Ablauf der Spermabildung braucht es eine Hodentemperatur, die 2 bis 3 °C unterhalb der Körperkerntemperatur liegt (35,7 bis 37,3 °C) liegt. Auch wenn man im Berufsleben eine dauerhaft hohe Hitzeeinwirkung auf die Hoden hat, kann es zu Störungen bei der Spermabildung kommen.

Das alles sind keine Mythen, sondern belegte Zusammenhänge. Aber wie fast immer im Leben macht die Dosis das Gift. Also lieber ein Warmduscher als zu heiß gebadet.

Umwelt

Es mehren sich die Erkenntnisse, dass Schadstoffe aus Industrie, Verkehr, Medizin, Landwirtschaft, Haushalt und sogar aus der Ernährungsindustrie unerwünschte Einflüsse auf die sexuellen Funktionen und die Fruchtbarkeit nehmen können, und zwar bei Mann und Frau. Im Verdacht stehen unter anderem Schwer- und Leichtmetalle, Feinstaub, Lebensmittelzusatzstoffe, Haushaltschemikalien, Lösungsmittel, Weichmacher, Pflanzenschutzmittel und klimaschädliche Gase. Aber auch hormonaktive Substanzen (auch als »endokrine Disruptoren« bezeichnet) wie Bisphenol A, Phthalate, polybromierte Biphenyle, Lindan oder Tamoxifen, wie sie in Kunststoffen beziehungsweise Konservierungsmitteln, Insektenschutzmitteln und Brustkrebsmedikamenten vorkommen.

Clamydieninfektion

Clamydien sind Bakterien, die vor allem durch Geschlechtsverkehr übertragen werden und eine Harnwegsinfektion auslösen. Brennen beim Wasserlassen, Schmerzen in Hoden und Nebenhoden sowie Schmerzen beim Geschlechtsverkehr sind typische Folgen, aber auch vermehrter wässriger oder sogar eitriger Ausfluss aus dem Penis bis hin zu Entzündungen der Prostata können auftreten. Eine nicht behandelte Clamydieninfektion kann zur Minderung der Spermienqualität und damit auch zur Einschränkung der Fruchtbarkeit führen.
Wenn Sie ein oder mehrere der genannten Symptome bei sich feststellen, sollten Sie umgehend einen Arzt aufsuchen! Ganz unabhängig vom Kinderwunsch.

FRUCHTBARKEITS-STÖRUNGEN DER FRAU

In diesem Kapitel gehen wir auf die Ursachen von ungewollter Kinderlosigkeit aufseiten der Frau ein. Ab wann muss man sich denn Sorgen machen? Von Unfruchtbarkeit spricht man, wenn eine Frau auch nach einem Jahr regelmäßigen und ungeschützten Geschlechtsverkehrs nicht schwanger wird. Aber so ein erfolgloses Jahr ist noch kein Beweis dafür, dass sie wirklich unfruchtbar wäre.

Weitere Hinweise auf Unfruchtbarkeit können sein: Schmerzen beim Geschlechtsverkehr, chronische Unterbauchschmerzen, starke Regelschmerzen, Veränderung der Monatsblutung – von nicht vorhanden oder nur schwach bis zu lang andauernd und/oder sehr stark –, Zwischenblutungen, übermäßige Körperbehaarung (Hirsutismus), Austritt von Flüssigkeit aus den Brustwarzen und Missbildungen der Geschlechtsorgane. Wie schon im vorherigen Kapitel erwähnt, liegt bei gerade einmal 30 Prozent die alleinige Ursache von Kinderlosigkeit bei der Frau, bei weiteren 30 Prozent sind beide Partner Auslöser des unerfüllten Kinderwunsches, 30 Prozent entfallen auf den Mann. Auf das Alter sind wir ebenfalls schon eingegangen, da es für beide Geschlechter eine Rolle spielt, wenn auch bei Frauen eine deutlich brisantere.

Medizinisch behandelbare Ursachen

Ebenfalls im vorhergehenden Kapitel haben wir kurz die Chlamydieninfektion behandelt. Bei Frauen ist sie mit die häufigste Ursache für Unfruchtbarkeit. Die Bakterien mit dem Namen Chlamydia trachomatis werden bei ungeschütztem Geschlechtsverkehr übertragen und können zu schmerzhaften Entzündungen und infolgedessen zu Verklebungen der inneren Geschlechtsorgane führen. Solche Verklebungen wiederum können eine Schwangerschaft auf natürlichem Weg verhindern. Frühzeitig mit Antibiotika behandelt, lassen sich diese Infektionen aber gut in den Griff bekommen.

Nur der Vollständigkeit halber erwähnen wir noch organische Ursachen für weibliche Unfruchtbarkeit, die ein klarer Fall für eine medizinische Behandlung sind: Funktionsstörungen der Eierstöcke, Infektionen der Eileiter mit daraus resultierenden Verklebungen und Verwachsungen, Geschwulste in der Gebärmutter, Störungen bei der Bildung der Gebärmutterschleimhaut (Endometriose) oder Veränderungen des Schleims im Gebärmutterhals. All diese Dinge kann man bei einer gynäkologischen Untersuchung in der Regel herausfinden.

Das Polyzystische Ovarialsyndrom

Kommen wir jetzt zu einer Störung, die die häufigste Ursache für ungewollte Kinderlosigkeit seitens der Frau ist: das Polyzystische Ovarialsyndrom (PCOS). Neueren Schätzungen nach sind bis zu 18 Prozent der Frauen im gebärfähigen Alter davon betroffen, Tendenz steigend. Warum? Weil immer mehr Menschen übergewichtig sind und diese hormonelle Störung ganz klar mit Übergewicht und Insulinresistenz in Zusammenhang steht. Lediglich fünf Prozent der betroffenen Frauen weisen kein Übergewicht oder keine Insulinresistenz auf. Aber fangen wir von vorne an: Monatlich reift im Eierstock einer fruchtbaren Frau ein Ei in einem Follikel (Bläschen) heran. Bleibt der Eisprung aus, kann sich der Follikel mit Flüssigkeit füllen und zu einer Zyste entwickeln, die bis zu 15 Zentimeter groß werden kann. Zystenbildungen stören die Funktion der Eierstöcke und können zum Ausbleiben des Eisprungs und zu Menstruationsstörungen führen. Meist macht aber eine Zyste keine Beschwerden und bildet sich von alleine zurück.

Ein wenig anders ist jedoch die Lage beim PCOS. Hierbei handelt es sich um eine Stoffwechselerkrankung, kombiniert mit einer Hormonstörung. Bei dieser Erkrankung wird zu viel Testosteron produziert, wodurch es zu einer Verschiebung des Hormongleichgewichts kommt. Aber genau diese stabile Ausbalancierung der Hormone benötigt der Eierstock (Ovar) für die korrekte Abwicklung eines Eisprungs. Bei einem PCOS finden keine regelmäßigen Eisprünge statt, oder sie sind in ihrer Funktion eingeschränkt. Aber ohne brauchbares Ei keine Schwangerschaft – denn wo sollen die kleinen weißen Kaulquappen, auch Spermien genannt, andocken?

Diagnostik

Woran erkennt frau aber nun, ob sie an dieser häufigen hormonellen Funktionsstörung leidet? Es gibt viele Hinweise darauf, die aber allesamt inklusive des Ultraschallbilds unspezifisch sind, das heißt, sie können, müssen aber nicht mit einem PCOS zusammenhängen: unregelmäßige oder ausbleibende Monatsblutungen, Akne auch nach der Pubertät (zyklusbedingte Pickel zählen hier nicht dazu), männliche Körperbehaarung (auch in Form von für Männer typischen Haarausfall), weitere Anzeichen einer Vermännlichung wie tiefere Stimme, kleine Brust und ausgeprägtere Muskelmasse. Was fast alle Betroffenen vereint, sind Übergewicht und/oder eine Insulinresistenz. Wie an früherer Stelle erwähnt, muss der Body-Mass-Index (BMI) dabei gar nicht über der Norm liegen, und die betreffende Person ist trotzdem innerlich verfettet. Auch im Fall des PCOS interessieren den Körper vor allem die »inneren Werte«, nicht die Äußerlichkeiten.

Die Diagnose wird gestellt, wenn nach neuestem Standard mindestens zwei von drei der folgenden Kriterien erfüllt sind:

- Zyklusstörungen mit verlängerten oder ausbleibenden Menstruationsblutungen (Oligomenorrhoe oder Amenorrhoe)
- der Nachweis von vermehrt männlichen Hormonen im Blut (Hyperandrogenämie)
- männliches Erscheinungsbild mit Akne und/oder vermehrter Körperbehaarung und/oder Haarausfall am Kopf

Bei der Ultraschalluntersuchung lassen sich in einem Eierstock bei dieser Erkrankung außerdem mindestens zwölf Bläschen finden, die jeweils zwischen 2 und 9 mm groß sind. Leider ist der Name der Erkrankung irreführend: »poly« ist griechisch und bedeutet »viel« und die Zyste ist medizinisch definiert als ein flüssigkeitsgefüllter abgekapselter Hohlraum. Allerdings sind beim PCOS in der Regel nicht zu viele Zysten das Problem, sondern nicht funktionsfähige, meist zu kleine Follikel. Die mangelnde Funktionsfähigkeit wird durch zu viele Follikel ausgeglichen. Normalerweise kann man in einem funktionsfähigen Eierstock zwischen sechs und zwölf Follikel im Ultraschallbild erkennen, die nach und nach bereit sind für eine Befruchtung. Im Moment ist sich die medizinische Wissenschaft noch nicht einig, ab welcher Follikelanzahl ein pathologischer Wert vorliegt. Weitverbreitet zur Diagnostik sind die Rotterdam-Kriterien, die unter anderem die oben genannte Mindestanzahl von zwölf Follikeln vorschreiben.

Um ein PCOS zu diagnostizieren, müssen auch mögliche Differenzialdiagnosen ausgeschlossen sein, beispielsweise Tumore in den Eierstöcken, den Nebennieren oder in der Hypophyse (Prolaktinom), das Adrenogenitale Syndrom, ein Morbus Cushing, Nebenwirkungen bei Medikamenteneinnahme, Hyperprolaktinämie und eine – relativ häufige – Hypothyreose, also ein Mangel an Schilddrüsenhormonen.

Eine Diagnose nur aufgrund eines Ultraschallbildes, auf dem viele Follikel im Eierstock erkennbar sind, wäre übrigens fatal. Denn gerade bei jungen Frauen sind oft sehr viele Follikel zu sehen. Es müssen also mindestens zwei der genannten drei Kriterien vorliegen und die ebenfalls möglichen Diagnosen in diesem Spektrum ausgeschlossen sein. Erst dann spricht man von einem PCOS. Wie bereits oben erwähnt, ist die Patientin dazu fast immer übergewichtig oder auf dem Weg dahin. Oft mit allem, was in diesem Themenfeld leider mit dazugehört und was wir in den vorherigen Kapiteln ausführlich beschrieben haben.

Für betroffene Frauen ist folgende Erkenntnis wichtig: Im Laufe der Zeit entwickeln PCOS-Patientinnen ein hohes Risiko für Typ-2-Diabetes und Herz-Kreislauf-Erkrankungen. Also nicht nur hinsichtlich einer gewollten Schwangerschaft, auch im Hinblick auf Folgeerkrankungen ist eine Änderung der Lebensweise mit Gewichtsabnahme und Steigerung der körperlichen Aktivität ratsam.

Östrogenmangel

Durch die zahlreichen Follikel sieht das Ovar im Ultraschallbild aus, als hätte es Löcher, und erinnert an eine Scheibe Emmentaler. Wie gesagt, versucht der Eierstock, mangelnde Qualität der Follikel durch Quantität zu ersetzen. Aber warum haben die Follikel, aus denen eigentlich einmal im Monat ein tolles Ei hervorgehen sollte, so eine bescheidene Qualität? Weil zu wenig Östrogen vorhanden ist, welches in der ersten Zyklushälfte dafür sorgt, dass die Follikel standesgemäß reifen und sich rund alle vier Wochen einer davon auf den Weg macht, um ein fertig gereiftes Ei aus seiner Hülle zu entlassen – und für den Besuch der kleinen weißen Zappeljungs bereitzustellen. (Mehrlingsschwangerschaften entstehen, wenn mehrere Eier aus ihren Follikeln hüpfen und erfolgreich befruchtet werden.)

Und warum noch einmal gibt es zu wenig Östrogen, wenn man zu viele Fettzellen im Körper hat? Das haben wir bereits ausführlich dargelegt. Hier noch einmal die Kurzvariante: Am Anfang steht ein Zuviel an Aufträgen aus der Chefetage Hypothalamus, die vermehrt GnRH zur Hypophyse schickt. Die wiederum produziert daraufhin deutlich mehr LH als FSH. LH sorgt im Eierstock für die Produktion von Östrogen, aber auch von Testosteron. Außerdem sorgt das Insulin in der Leber dafür, dass weniger von dem Transportprotein für Testosteron gebildet wird (SHGB) und somit mehr aktives, weil nicht mehr an ein Protein gebundenes Testosteron im Blut unterwegs ist. Die Aromatase, die sonst Testosteron in Östrogen umwandelt, kommt nicht mehr hinterher. Der Testosteronspiegel steigt. Gleichzeitig ent-

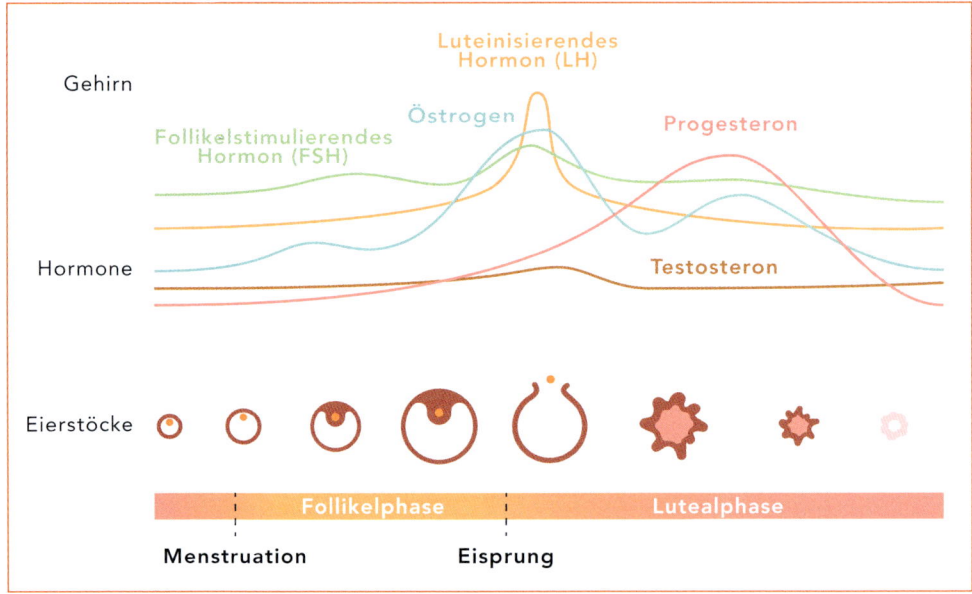

Hormonverlauf während des weiblichen Zyklus

fällt aber der übliche steile Anstieg von Östrogen am 12. Zyklustag. Den braucht es aber, um das Ei am 14. Tag überhaupt aus dem Follikel springen zu lassen. Diese Dysbalance der Hormone sorgt dafür, dass auch FSH entweder zu konstant oder gar zu niedrig ist und somit die Follikelreifung zum Stillstand kommt. Zusammenfassend gesagt: zu wenig FSH, zu wenig LH, dafür zu viel Testosteron, außerdem entfallen die zyklustypischen Schwankungen. Das kann nicht gut gehen.

Die betroffenen Frauen haben entweder deutlich seltener einen funktionsfähigen Eisprung und damit auch seltener eine Regelblutung (Oligomenorrhoe) oder eben gar keinen mehr und somit entfällt auch die monatliche Blutung (Amenorrhoe). Man geht davon aus, dass 80 bis 90 Prozent der Frauen mit einer Oligomenorrhoe ein PCOS haben. Damit sinkt die Wahrscheinlichkeit, auf natürlichem Weg schwanger zu werden, für die symptomatischen Damen natürlich dramatisch und diejenigen von ihnen, bei denen der monatliche Eisprung für einen längeren Zeitraum ganz ausfällt, haben gar keine Chance.

Teufelskreis

Es ist ein Teufelskreis, bestehend aus sehr großen, entzündeten Fettzellen, einer Insulinresistenz, einer vermehrten Ausschüttung von männlichen Hormonen und der Bildung einer Fettleber. Wenn sich an den Umständen nichts ändert, werden sich nach und nach die PCOS-typischen Merkmale weiter verschlechtern.

Der Ausbruch aus diesem Teufelskreis steht und fällt mit einer langfristigen Gewichtsabnahme sowie einer deutlichen Bewegungssteigerung. Das betrifft auch alle mit Normalgewicht (nach BMI), die aber innerlich verfettet sind und eine Fettleber aufweisen. Natürlich können Medikamente in Form von Antidiabetika unterstützend wirken, gerade am Anfang. Aber wenn sich der Lebensstil nicht ändert, bleibt es ein Kampf gegen Windmühlen. Denn wer diese Zusammenhänge kennt, sollte verstehen, dass falsche Ernährung und viele Facetten des modernen Lebensstils am PCOS-Geschehen beteiligt sind. Umgekehrt sollte klar sein, dass man außer mit einer medikamentösen Therapie sehr viel mit einer Umstellung der Lebensführung und der Ernährung erreichen könnte.

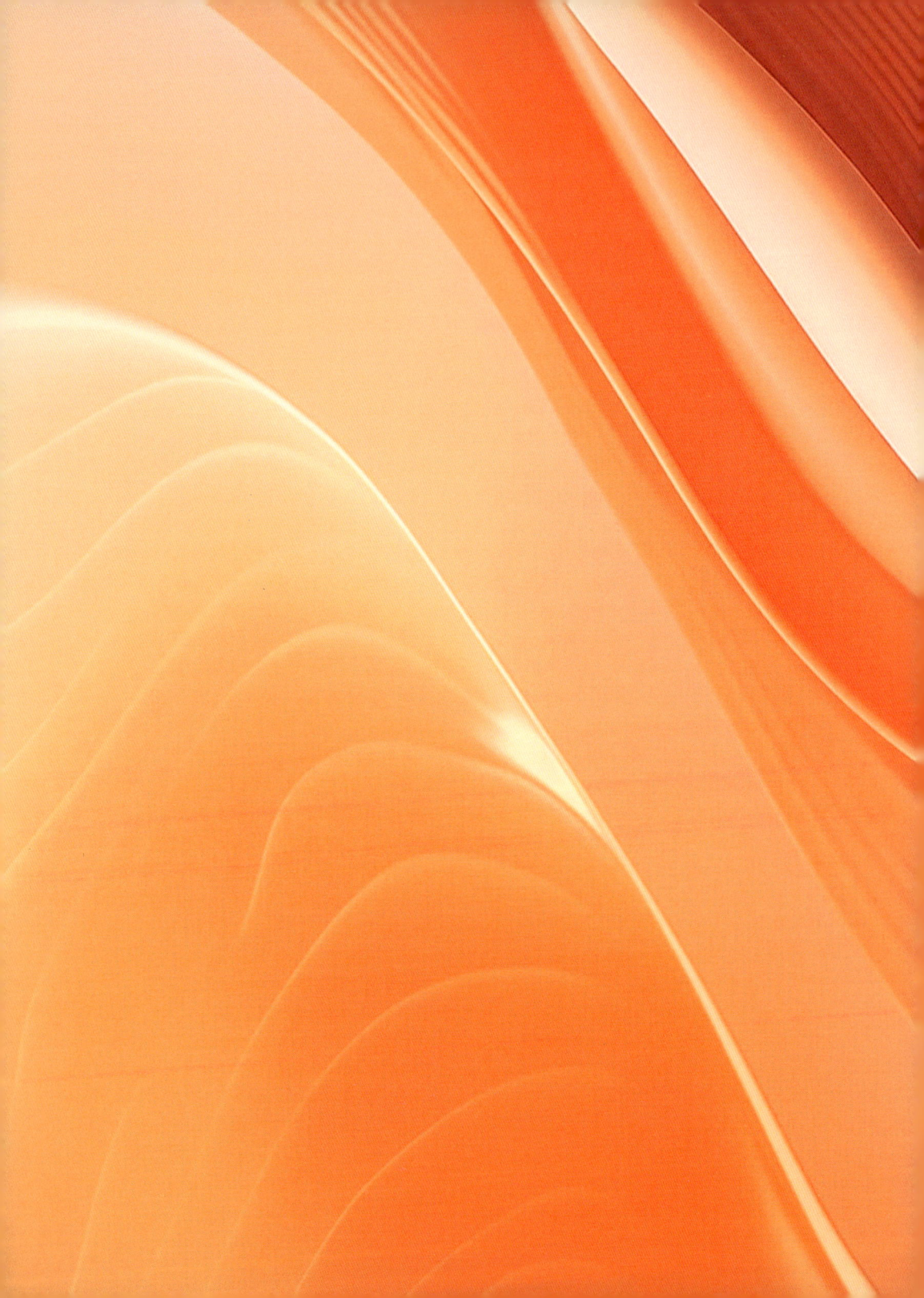

LIFESTYLE FÜR
MEHR LUST

FETT VERLIEREN – SO GEHT ES ERFOLGREICH

Ja, wir nerven! Aber wir können es nicht oft genug wiederholen. Wer unter sexuellen Funktionsstörungen leidet und übergewichtig ist, sollte zwei Hauptziele verfolgen:

- erstens regelmäßig möglichst viele Muskeln beanspruchen
- zweitens das überschüssige Fett im Körper loswerden!

Wer unter sexuellen Funktionsstörungen leidet, aber »normalgewichtig« ist, sollte auf alle Fälle einmal seine Leber auf ihren Fettgehalt und die Blutwerte auf eine Insulinresistenz (siehe HOMA-Index auf Seite 55) überprüfen lassen. Wenn einer der Faktoren oder gar beide auffällig sind, sollte man nämlich exakt die gleichen Ziele verfolgen!

In diesem Kapitel widmen wir uns der Frage, mit welcher Ernährungsumstellung man am besten dauerhaft seine überschüssigen Fettablagerungen abschmelzen kann.

Welche Diät soll's denn sein?

Abnehmen (oder noch viel besser beschreibt es die Formulierung »Fettreserven mobilisieren«), kann man eigentlich mit jeder Form von Diät. Sofern man mit ihr weniger Energie zuführt, als man verbraucht. Kalorien werden nonstop für die Aufrechterhaltung sämtlicher Körperfunktionen benötigt, und obendrauf kommt die körperliche Aktivität, die ebenfalls Kalorien, sprich, Energie verbraucht. Wenn der Energieeingang durch Nahrung niedriger ist als der Ausgang, spricht man von einer »negativen Energiebilanz«. Um das Defizit auszugleichen, geht der Körper an seine Energiereserven ran. Die Fettreserven dazu findet er unter der Haut, im Bauch und in den Organen.

Bei dem Wort »Diät« denken viele Leute an ein kurzfristiges Projekt. Es kommt aber von altgriechisch δίαιτα (díaita) und wurde ursprünglich im Sinne von »Lebensführung«/»Lebensweise« verwendet. Das ist auch für unser Anliegen genau der richtige Ansatz, denn es geht nicht primär um einen zeitlich begrenzten Verzicht, sondern um eine grundlegende Änderung des Lebensstils. Wer für sich die passende Diät findet und diese konsequent umsetzt, kann auch auf eine langfristige gesunde Gewichtsabnahme bauen.

Es gibt eine riesige Auswahl an den verschiedensten Methoden, aber nur wenige sind in wissenschaftlichen Untersuchungen hinreichend überprüft und als wirksam bestätigt worden. Wir wollen hier nur jene diätetischen Abnehmmethoden kurz vorstellen, die keine konkrete Kalorienbeschränkung – beispielsweise 1200 oder 1500 Kilokalorien pro Tag – vorgeben. Denn das Problem an solchen kalorienbilanzierten Diäten ist das beständige Hungergefühl, welches dafür sorgt, dass die Betroffenen das Unterfangen schneller abbrechen und in alte Verhaltensmuster zurückfallen. Wir wollen hier vielmehr jene Methoden der Ernährungsumstellung kurz porträtieren, bei denen man »automatisch« beziehungsweise »freiwillig« weniger Kalorien zuführt als benötigt, da sie auf den Sättigungseffekt setzen. Außerdem wollen wir nur jene Diäten bewerten, für die es seriöse Studien und nennenswerte Resultate gibt. Zudem konzentrieren wir uns auf solche diätetischen Maßnahmen, die alle auch zu Hause umsetzen können, und machen dazu eine kleine Hitparade: Wir beginnen mit der am wenigsten erfolgreichen Diät und enden mit dem klaren Sieger.

Fettarme Diät (Low Fat)

Ausgerechnet die Reduktionsdiät, die jahrzehntelang von Fachleuten und Medien favorisiert wurde – fettarm und kohlenhydratbetont –, zeigt in wissenschaftlichen Überprüfungen den geringsten Erfolg. Man muss dazu ergänzen, dass diese Diätform empfohlen wurde, ohne dass es für ihre Überlegenheit jemals wissenschaftliche Belege gab. Das »Fettaugenzählen« wurde sogar von Deutschlands größter Krankenkasse über Jahre unterstützt, obwohl erkennbar war, wie wenig es brachte. Die Grundlage der Empfehlung war schlicht und einfach, dass »Low Fat« so plausibel erschien. Schließlich liefert 1 g Fett 9 kcal, aber 1 g Kohlenhydrate nur 4 kcal. Wenn entsprechend beim Fett gespart würde, müsste man doch von allein abnehmen und bräuchte noch nicht einmal die Kalorien zählen.

Diese Überlegung war zwar rechnerisch richtig, aber der Mensch ist kein Rechenschieber. Vielmehr rufen Kalorien aus Fetten, Kohlenhydraten oder Protein jeweils ganz unterschiedlich hormonelle Reaktionen und Regelungen im Körper hervor, weil diese Nährstoffe völlig unterschiedliche Stoffwechselwege einschlagen. Tatsächlich gibt es Kalorien, die gut sättigen und lange satt halten – Kalorien aus Protein vor allem –, und es gibt Kalorienquellen, die rasch wieder Appetit und Hunger auslösen – raffinierte, stärke- und zuckerreiche Produkte beispielsweise. Was nützt mir also eine fettarme und kohlenhydratreiche, aber kalorienarme Speise, wenn ich danach umso schneller wieder Hunger bekomme? Fakt ist: In kontrollierten Studien lag die maximale Gewichtsreduktion mit Low-Fat-Ernährung im Durchschnitt bei 3 bis 4 kg (meist nach 6 Monaten) aber nach zwei oder drei Jahren war davon nichts oder fast nichts mehr übrig.

Fettarme Diät mit Kalorienbegrenzung

Es gibt eine Reihe von Studien, bei denen Low-Fat-Ernährung mehr als 3 bis 4 kg Gewichtsreduktion erbracht hatte. Dabei handelte es sich allerdings um Studien mit sogenannten »bilanzierten« Diäten, bei denen eine vorher festgelegte, deutlich geminderte Kalorienzufuhr eingehalten wurde. Unter dieser Voraussetzung und noch dazu unter engmaschiger Betreuung von Diätassistenten und Ärzten verloren die Probanden und Probandinnen entsprechend der negativen Energiebilanz Gewicht – nämlich genau so viel, wie durch die eingesparten Kalorien zu erwarten ist.
Merke: Bei Einhaltung einer vorgegebenen beschränkten Kalorienzufuhr nimmt man mit allen Diätformen gleich viel ab, unabhängig davon, wie sie zusammengesetzt sind!
Doch sagen die Ergebnisse solcher Diätstudien nichts über die längerfristige Wirkung unter Alltagsbedingungen aus.

Kalorienreduzierte Mischkost-Formen

Die Brigitte-Diät war lange Zeit ein Bestseller. Mit kalorienreduzierter Mischkost wurde ein langsames, gesundes und dauerhaftes Abnehmen versprochen. Auch das Diät-Konzept »Ich nehme ab« der Deutschen Gesellschaft für Ernährung (DGE) basiert auf diesem Prinzip. Die weltweit wahrscheinlich bekannteste Diät mit kalorienreduzierter Mischkost war jahrzehntelang das Weight-Watchers-Programm. Für alle hier erwähnten Abnehmprogramme gilt: Klingt gut, funktioniert schlecht! Alle wurden wissenschaftlich getestet, wobei die Weight-Watchers-Diät noch am erfolgreichsten abschnitt: Hier ließ sich in Studien im Durchschnitt eine maximale Gewichtsreduktion von etwa 5 kg nachweisen. Zwei oder drei Jahre nach Beginn des Weight-Watchens waren nur noch 2 bis 3 kg vom anfänglichen Erfolg übrig. Die von der DGE bis heute empfohlene Diät hat übrigens in zwei Studien noch deutlich weniger effektiv abgeschnitten.

Intervallfasten

Ganz »in« ist seit einiger Zeit das Intervallfasten, auch als intermittierendes Fasten (IF) bezeichnet. In englischen Quellen wird auch der Begriff »Time Restricted Eating« (TRE) verwendet. Beim IF verzichtet man im Gegensatz zum klassischen Fasten nicht gänzlich auf feste Nahrung, sondern man darf während definierter Zeitspannen keine Nahrung zu sich nehmen. Dabei gibt es ganz unterschiedliche Ansätze:

Beim Alternate-day-fasting (ADF) muss man jeden zweiten Tag fasten. Genauer gesagt, darf man zwölf Stunden essen, was man möchte, muss aber dann für 36 Stunden mit der Nahrungsaufnahme pausieren. Beim modifizierten ADF darf man jeden zweiten Tag – also am Fastentag – nicht mehr als 600 kcal zu sich nehmen.

Beim 5:2-Intervallfasten darf an fünf Tagen die Woche normal gegessen werden, und an zwei Tagen pro Woche wird gefastet, wobei damit gemeint ist, dass dann nicht mehr als 400 bis 600 Kilokalorien konsumiert werden dürfen. Kalorienhaltige Getränke sind in dieser Berechnung selbstverständlich eingeschlossen.

Das 16:8- oder das 18:6-Intervallfasten sind wahrscheinlich die beliebtesten und deshalb wohl auch die am weitesten verbreiteten Varianten. Hierbei werden tägliche Esspausen von 16 beziehungsweise 18 Stunden eingehalten und ausschließlich innerhalb der verbleibenden acht beziehungsweise sechs Stunden gegessen.

Die wissenschaftlichen Untersuchungen zu allen Formen des Intervallfastens belegen, dass man damit gut Gewicht verlieren kann – im Durchschnitt entsprechend der Einsparung an Kalorien. Das bedeutet, dass das IF prinzipiell anderen Reduktionsdiäten nicht nennenswert überlegen ist, was die auf der Waage angezeigten Kilos betrifft.

Eine einfache Erklärung für den weitverbreiteten Erfolg des zeitbeschränkten Essens selbst ohne konkrete Kalorienvorgaben ist die Tatsache, dass es die meisten Menschen in dem kurzen Zeitfenster von sechs bis acht Stunden nicht mehr schaffen, ihre sonst üblichen Nahrungsmengen zu verzehren.

Immer mehr Studienergebnisse weisen auch darauf hin, dass es für die meisten Menschen wohl am sinnvollsten wäre, ab dem späteren Nachmittag nichts mehr zu verzehren, weil dies eher ihrem Biorhythmus entspricht und somit das Abnehmen leichter fällt. Doch sind Menschen unterschiedlich, und für manche ist es viel einfacher, auf das Frühstück zu verzichten und erst ab dem Mittagessen einzusteigen. Ein Pluspunkt dabei ist sicherlich, dass man dann nicht oder seltener auf das gemeinsame Abendessen mit Partner, Familie oder Freunden verzichten muss. Das Abendmahl ist für viele ein sozialer Fixpunkt, bei dem man sich entspannt austauschen kann.

Der klar nachgewiesene Vorteil von IF ist: Lange Essenspausen triggern Stoffwechselprozesse für den Erhalt der Zellfunktionen und für das Immunsystem. Mit Essenspausen von mindestens 16 oder mehr Stunden wird beispielsweise das Zell-Recycling-System des Körpers (Autophagie) aktiviert. Somit sind die langen Essenspausen aus gesundheitlicher Sicht höchst interessant. Es mehren sich darüber hinaus Studien, die für IF ein verstärktes Abschmelzen des viszeralen Fetts in der Bauchhöhle nachweisen, was sehr erstrebenswert ist. Außerdem mehren sich Berichte, dass mit IF im Vergleich zu herkömmlichen Reduktionsdiäten weniger Muskelmasse abgebaut wird.

Die Auswirkungen 16:8 auf die sexuelle Funktion sind bedauerlicherweise nicht (hinreichend) wissenschaftlich überprüft. Aber aufgrund der bereits erkennbaren Vorteile bezüglich des Fettstoffwechsels empfehlen wir, die Diät- oder Ernährungsform mit dem 16:8-Rhythmus durchzuführen.

Kohlenhydratreduzierte Diäten (Low Carb)

Früher oft als Modediät und gefährlich für Herz und Kreislauf abgetan, haben sich Low-Carb-Diäten in der Ernährungsmedizin etabliert und werden inzwischen auch von medizinischen Fachgesellschaften in ihren Leitlinien als sinnvolle Option anerkannt. Meist geben sie keine konkreten Kalorienbeschränkungen vor. Das primäre Prinzip ist die deutliche Reduktion des Kohlenhydratanteils in der Kost. Dabei wird der Fett-, aber auch der Proteinanteil der zugeführten Kalorien deutlich angehoben. Das vermehrte Protein in der Kost hat definitiv Vorteile: Die Sättigungswirkung wird deutlich verstärkt und der Körper verbrennt mehr Kalorien durch eine gesteigerte Wärmeproduktion – selbst in Ruhe. Damit erklärt sich zumindest zu einem Teil, warum proteinreiche Low-Carb-Diäten zur Gewichtsabnahme besser geeignet sind als herkömmliche Diäten wie die kalorienreduzierte Mischkost.

Fakt ist, dass die Gewichtsreduktionen unter Low-Carb-Diäten in den ersten sechs Monaten etwa doppelt so hoch sind wie mit den in der Vergangenheit favorisierten fettarmen Diäten (Low Fat) – wobei das natürlich nur gilt, sofern die Diät-Vorschriften eingehalten werden. Zwischen 5 und 10 kg betrug im Durchschnitt die Gewichtsreduktion unter Low Carb im ersten halben Jahr.

Wie bei anderen Diäten steigt auch auch unter Low Carb nach etwa sechs Monaten das Gewicht wieder an. Das liegt keineswegs daran, dass die Diät dann nicht mehr funktioniert, sondern die Menschen funktionieren nicht mehr – soll bedeuten, dass sie sich mit der Zeit nicht mehr oder nicht mehr so genau an die Vorgaben halten und in ihre alten Ernährungsgewohnheiten zurückfallen. Dennoch verzeichnen die Studien zur Low-Carb-Ernährung nach zwei oder drei Jahren im Trend immer noch einen etwas stärkerer Gewichtsverlust als unter Low-Fat-Diäten. Und auch sehr wichtig: Wegen des höheren Proteingehalts wird unter Low Carb typischerweise weniger Muskulatur abgebaut als bei den proteinärmeren herkömmlichen Mischkost-Diäten.

Ketogene Diät

Die strengste Form einer kohlenhydratreduzierten Diät findet weltweit immer mehr Beachtung: die ketogene Diät. Das ist eine extrem fettreiche und sehr kohlenhydratarme Kost. Klingt ein wenig paradox, dass man ausgerechnet mit dieser Diät besonders viel Fett und nur relativ wenig Muskelmasse verlieren kann. Ketogen heißt sie deshalb, weil beim Fettabbau im Stoffwechsel Verbindungen entstehen, die Ketonkörper oder Ketosäuren genannt werden. Ketone sind eine für manche Organe besonders vorteilhafte Energiequelle. Beispielsweise können sie in den meisten Nerven- beziehungsweise Hirnzellen anstelle von Zucker (Glukose) als Energiequelle dienen, und das bietet etliche Vorteile. Unter anderem wirkt die ketogene Diät damit auch unabhängig von einer Gewichtsreduktion antientzündlich.

Völlig etabliert ist die ketogene Diät wegen ihres großen Erfolges im Übrigen bei der Behandlung von Epilepsie bei Kindern und bei einigen seltenen Stoffwechselstörungen des Gehirns. Und immer mehr Studien weisen darauf hin, dass diese Ernährungsform auch für eine Reihe weiterer Krankheiten therapeutisch sinnvoll sein könnte – von Akne und Demenz beziehungsweise Alzheimer über Parkinson, Migräne bis hin zu Schädel-Hirn-Traumata. In der Krebstherapie kann die ketogene Diät als eine sehr sinnvolle, therapieunterstützende Maßnahme eingesetzt werden.

Im Zustand der Ketose

Die Bildung von Ketonkörpern ist ein natürlicher Stoffwechselprozess, der immer startet, wenn die Nahrungszufuhr insgesamt sehr gering ist oder gar gänzlich auf Nahrung verzichtet wird, zum Beispiel beim Fasten oder Heilfasten. Ketone entstehen auch immer, wenn bei ausreichender Kalorienversorgung die Kohlenhydratzufuhr auf weniger als 50 g pro Tag beschränkt wird. Nach wenigen Tagen wird der Zucker zur Versorgung des Gehirns so knapp, dass der Körper verstärkt auf die Verwertung von Fett umstellt. Bei diesem Stoffwechselprozess bilden sich die Ketosäuren, die auch das Gehirn als Energiequelle nutzen kann. Gleichzeitig lernt die Muskulatur, einen großen Teil der benötigten Energie nicht mehr über Glukose beziehungsweise Glykogen, sondern aus Ketosäuren beziehungsweise Ketonkörpern und Fett zu beziehen. Ist die Umstellung auf Fettverbrennung und Ketonbildung erfolgt und wird die Energie auf diesem Weg geliefert, befindet man sich in »Ketose«.

Dieser natürliche Prozess im Fasten- oder Hungerstoffwechsel hat die Menschheit über Millionen Jahre begleitet und bei Nahrungsknappheit das Überleben ermöglicht. Bei der Gewichtsreduktion ist der Zustand der Ketose von besonderem Vorteil, weil die Ketonkörper im Gehirn Sättigungssignale auslösen und darüber hinaus offenbar auch noch für das berühmte »Fastenhoch« verantwortlich sind, unter dem sich Fastende außergewöhnlich gut und leistungsfähig fühlen.

Die Ketose hilft, wie oben erwähnt, die Muskulatur vor dem Abbau zu schützen und dadurch einem Jo-Jo-Effekt vorzubeugen. Der Grund: Wenn die Hirnzellen keine Glukose mehr nutzen, muss weniger Glukose über den Abbau von Muskelprotein neu gebildet werden.

Als die Menschheit noch mit Jagen und Sammeln ihr täglich Brot besorgen musste, gab es zwischendurch immer wieder Phasen von Nahrungsknappheit und auch Stärke- und Zuckerquellen waren in der Natur nur in geringen Mengen zu finden. Das heißt, im Laufe der Menschheitsgeschichte war Low Carb und Very Low Carb eher die Regel und nicht die Ausnahme. Überlebt haben unsere Vorfahren dann immer mithilfe der Ketonkörper, die genügend Energie für Hirn und Muskeln liefern und gleichzeitig die Muskulatur gut erhalten konnten.

Formula-Diäten

And the winner is ... Mahlzeitenersatz-Konzepte mit vorgefertigten flüssigen oder festen Formula-Mahlzeiten. Man nennt sie auch Very-Low-Energy-Diets (VLED). Lange Zeit galten sie als umstrittene Crash-Diät und wurden in der Ernährungsmedizin nicht empfohlen oder sogar als gefährlich abgekanzelt – man kann hier hinzufügen: abgekanzelt ohne wissenschaftliche Basis! Es klang einfach nur plausibel: Wer mit Shakes & Co schnell und radikal Gewicht verliert, habe nicht gelernt, wie man in Zukunft sinnvoller essen könne, und entsprechend würde sich der Körper nach solchen Crash-Diäten umso schneller wieder zurückholen, was er verloren hatte, und sogar noch eine Schippe draufpacken. Falsch gedacht! Die zahlreichen kontrollierten Studien der letzten zwei Jahrzehnte haben genau das Gegenteil bewiesen: Formula-Diäten sind erfolgreicher als alle anderen Diäten. Wer durchhält, wird im Durchschnitt im ersten halben Jahr 18 kg verlieren. Danach stagniert meist die Gewichtsreduktion. Um das »neue« Gewicht zu halten, müsste man weiterhin eine Ernährungsform einhalten, die dem nun reduzierten Energiebedarf entspricht. Das gelingt am besten mit einer proteinreichen und ballaststoffreichen Kost (mit natürlichen Nahrungsmitteln), bei der aber weiterhin eine Mahlzeit durch eine protein- und ballaststoffreiche Formula-Mahlzeit ersetzt wird. Da das die wenigsten beherzigen, steigt nach einem halben Jahr das Gewicht wieder an – aber auch nach zwei oder drei Jahren sind diese Diäten von einem größeren Gewichtsverlust begleitet als die bisher vorgestellten Diäten!

Wie werden Formula-Diäten durchgeführt?

Die Durchführung ist unkompliziert: Man nimmt, je nach Hersteller, drei bis fünf Shakes pro Tag als Mahlzeitenersatz ein und kommt damit auf 500 bis 1200 kcal pro Tag. Am häufigsten werden drei Shakes eingesetzt. Damit erreicht man etwa 700 bis 800 kcal pro Tag. Zusätzlich ist es absolut empfehlenswert, noch zwei Gemüsemahlzeiten pro Tag (zusammen circa 200 kcal in Form von Salat, Suppe oder Ähnlichem) dazu oder dazwischen zu essen.

Nach den ersten Wochen reiner Formula-Diät (plus Gemüsemahlzeit) werden nur noch zwei Mahlzeiten pro Tag durch Shakes oder auch Riegel ersetzt, und eine Mahlzeit besteht wieder aus natürlichen Nahrungsmitteln. Dabei sollte die Nahrungsauswahl dem Ziel entsprechen – in unserem Fall sollte sie die Entzündungsneigung, die Insulinresistenz und die Hyperinsulinämie mindern sowie Stickstoffmonoxid liefern und dabei nährstoffdicht, voluminös und gut sättigend sein. Am besten und schmackhaftesten ist eine zucker- und stärkearme mediterrane Kost (siehe Seite 120).

In der nächsten Diätphase wird nur noch ein Shake pro Tag konsumiert und zwei Mahlzeiten auf Basis der natürlichen Nahrungsmittel. Damit kann man dauerhaft leben, und viele berichten, dass dieser eine Shake pro Tag – er ist idealerweise protein- und ballaststoffreich – hilft, die Kalorienzufuhr bei vollständiger Sättigung insgesamt so niedrig zu halten, dass man entweder weiter abnimmt oder zumindest nicht mehr zunimmt. Auf Dauer kann man solche Shakes als Mahlzeitenersatz flexibel immer wieder mal einsetzen.

Vielleicht können Sie sich beim Lesen dieser Zeilen nur schwer vorstellen, wie man mit einer durch Gemüseportionen ergänzten Formula-Kost und nur 700 bis 1000 Kilokalorien pro Tag ausreichend gesättigt und befriedigt sein könne. Probieren Sie es einfach aus, Sie werden es erleben. Forscher haben erfolgreiche Teilnehmer und Teilnehmerinnen solcher Programme, die bei früheren Abnehmversuchen gescheitert waren, systematisch befragt und Spannendes erfahren: Die »successful losers« berichteten, dass die schnelle und deutliche Gewichtsreduktion in Verbindung mit der einfachen Anwendung sehr motivierend ist und dazu beiträgt, Vertrauen in die Diät einzuflößen. Weiterhin unterbricht der Verzicht auf eine normale Ernährung während der Formula-Phase alte Gewohnheiten, die vorab zu einer Gewichtszunahme geführt hatten. Das heißt, die Probanden und Probandinnen geben während der Diät ungünstige Gewohnheiten auf und entwickeln stattdessen eine neue, angemessenere Einstellung zur Ernährung. Schließlich unterstützt einen das relativ rasch neu gewonnene schlanke Aussehen, weil es die Überzeugung steigert, dass es mit der Gewichtsabnahme klappt und dass es sich lohnt, die notwendigen Maßnahmen zur Gewichtserhaltung beizubehalten. Außerdem wird von den Anwendern berichtet, dass die fortlaufende, gelegentliche Verwendung eines Mahlzeitenersatzes in Form einer Formula-Mahlzeit eine einfache und nützliche Strategie ist, um einer erneuten Gewichtszunahme entgegenzuwirken.

Wegen ihres inzwischen wissenschaftlich bestens erwiesenen Erfolgs sind Formula-Diäten neuerdings auch in deutsche und internationale medizinische Leitlinien zur Adipositastherapie aufgenommen worden.

Auf natürliche Weise kann es ebenfalls klappen

Selbstverständlich kann man auch mit natürlichen Nahrungsmitteln das Projekt »erfolgreich abnehmen« ins Ziel bringen. Aber es fällt den meisten schwerer, weil es mehr Mühe und Kreativität für die Gestaltung der Mahlzeiten erfordert. Das berühmte FdH (Friss die Hälfte) setzt besonders viel Disziplin, Willenskraft und einen langen Atem voraus, was erfahrungsgemäß zur Folge hat, dass solch ein Diätversuch leider mit einer zu hohen Abbruchquote einhergeht. Zudem ist es schwierig bis unmöglich, einerseits nur sehr wenige Kalorien zuzuführen und sich andererseits mit allen Nährstoffen zu versorgen. Deswegen ist es empfehlenswert, bei einem langfristig angedachten FdH beziehungsweise bei allen sehr kalorienarmen Diäten von Beginn an insbesondere auf einen genügend hohen Anteil an hochwertigem Protein zu achten und andererseits zur Sicherheit ein Multi-Vitamin-Mineralstoff-Präparat einzusetzen.

Mediterran für mehr Gesundheit

Aus ernährungsmedizinischer Sicht muss die traditionelle mediterrane Ernährung als die gesündeste Ernährung bezeichnet werden. Sie wird auch in medizinischen Fachbüchern und Leitlinien für Ärzte als wesentliche Maßnahme zu Vorbeugung und Therapie von sexuellen Funktionsstörungen hervorgehoben und generell sogar konkret empfohlen. Frau Prof. Katherine Esposito, eine Stoffwechsel- und Hor-

Achtung

Reine Formula-Diät ist keine empfehlenswerte Dauerernährung! Es handelt sich um eine zeitlich beschränkte, gezielte therapeutische Maßnahme. Ein Mahlzeitenersatz-Konzept sieht immer vor, dass peu à peu gesunde Mahlzeiten auf Basis von natürlichen Nahrungsmitteln eingeführt werden. Am besten funktioniert das, wenn man es unter Anleitung von Ernährungsberatern in einer Langzeitbetreuung durchführt, wie es beispielsweise das Bodymed-Programm seit Jahren anbietet.

monspezialistin an der Universitätsklinik in Neapel, hat die hervorragenden Effekte der mediterranen Ernährung seit 20 Jahren in einer ganzen Serie von Studien bewiesen.

Das Problem sind allerdings die unterschiedlichen Definitionen von »mediterraner Kost«. Die einen meinen damit Pane, Pasta, Patate und Pizza. Das wäre allerdings bei bestehendem Übergewicht, einer vermutlich vorhandenen Insulinresistenz und einem Metabolischen Syndrom definitiv die falsche Wahl. Da ergibt das, was die anderen unter diesem Begriff verstehen, mehr Sinn. Nämlich ein reichlicher Konsum von Gemüse, Salaten, Pilzen, Beeren, Früchten, Hülsenfrüchten, Fisch und Geflügel, Milchprodukten, Oliven und Nüssen.

Diese Kostform wirkt entzündungshemmend, steigert die NO-Produktion und damit die Durchblutung der Gewebe, mindert eine Insulinresistenz und hält damit den Insulinspiegel niedrig und ist folglich ideal, um den vielen Hintergründen sexueller Funktionsstörungen etwas entgegenzusetzen. Was diese Form der mediterranen Ernährung so erfolgreich macht, wollen wir kurz beschreiben.

Die wissenschaftlichen Belege zur präventiven Wirkung des reichlichen Konsums von Gemüse und Salat, Früchten und Hülsenfrüchten,

Nüssen, Fisch und Meeresfrüchten, nativem Olivenöl, Knoblauch und einem sehr moderaten Weingenuss zum Essen sind überbordend. Am bekanntesten ist sicherlich der Gesundheitsfaktor **natives Olivenöl**, also das Öl der ersten kalten Pressung. Darin sind nicht nur ungesättigte Fettsäuren, sondern auch Vitamine, Mineralien und zahlreiche sekundäre Pflanzenstoffe enthalten, beispielsweise Terpene, Sterole, Polyphenole und andere mehr. Unsere Darmbakterien können diese Stoffe in zahlreiche Verbindungen mit günstigen biologischen Wirkungen umwandeln, die unter anderem antioxidativ, antibakteriell und antientzündlich wirken.

Beim **Gemüse** gelten vor allem die dunkelgrünen Blattgemüse als besonders gesundheitsförderlich: Grünkohl, Spinat, Mangold, Brokkoli und die vielen dunkelgrünen und roten Blattsalate. Sie sind die besten Quellen für Flavone, Vitamin C und K, Folsäure, Betakarotin und andere Carotine wie Lutein und Zeaxanthin. Die Tomaten, die am Mittelmeer in großen Mengen und in den verschiedensten Variationen praktisch täglich auf den Tisch kommen, sorgen für eine besonders hohe Zufuhr von verschiedenen Carotinen. Zwiebeln und Knoblauch werden in der mediterranen Küche reichlich eingesetzt und für beide gibt es viele Hinweise auf gesundheitsfördernde Effekte.

Beim **Obst** sind neben dem bekanntlich hohen Gehalt an Vitamin C auch die verschiedenen B-Vitamine zu nennen und nicht zuletzt auch die verschiedene Polyphenole – Flavone und Flavonone, Anthocyane, Procyanide.

Hülsenfrüchte werden rund um das Mittelmeer traditionell gerne und häufig verzehrt. Sie sollten das auch tun. Vor allem Kichererbsen, Linsen und weiße Bohnen sind in vielen mediterranen Gerichten enthalten oder sogar Hauptbestandteil von Salaten, Cremes oder Dips. Sie alle sind gute Quellen für Ballaststoffe, Phytosterole, Flavonole, Folsäure und Vitamin B$_6$ sowie für verschiedene Mineralien. Ihr Kohlenhydrat- beziehungsweise Stärkegehalt ist unproblematisch, weil er von vielen Ballaststoffen begleitet ist. Dadurch werden die Kohlenhydrate nur langsam gespalten und erst in tieferen Darmabschnitten resorbiert und ins Blut eingespeist, sodass ihre Insulinwirkung moderat ist. Eine große Portion Linsen oder Bohnen oder Kichererbsen sättigt ausgezeichnet und mit ihren löslichen Ballaststoffen helfen sie noch dazu, die Blutfettwerte und Insulinausschüttung niedrig zu halten.

Auch die in mediterranen Gerichten häufig eingesetzten **Nüsse** sind eine exzellente Ballaststoffquelle, liefern wertvolles pflanzliches Protein, nicht zu viele und eher langsam verfügbare Kohlenhydrate und zahlreiche Mineralstoffe und Vitamine, allen voran das Vitamin E, ein wichtiges Antioxidans. Das Fett der Nüsse besteht überwiegend aus ungesättigten Fettsäuren und hat damit einen cholesterinsenkenden Effekt. Nicht zu unterschätzen sind die enthaltenen Polyphenole, die wiederum antioxidativ und antientzündlich wirken.

Nicht zuletzt gibt es hervorragende Belege für die Wirkung der langkettigen, hochungesättigten Omega-3-Fettsäuren in **Meeresfisch** und **Meeresfrüchten**. Sie wirken antientzündlich, fördern die Insulinsensitivität, senken die Blutfette und den Blutdruck, fördern die Fließfähigkeit des Blutes und damit auch dessen Gerinnungsneigung, um nur einige Vorteile zu nennen. Die besten Quellen für diese Fettsäuren sind fette Kaltwasserfische, allen voran Makrele, Lachs und Sardine oder Sardelle.

Ideal: Formula plus mediterranes Low Carb

Was liegt näher, als die gesündeste Kostform mit der zum Abnehmen erfolgreichsten zu kombinieren? Wir empfehlen deshalb allen Betroffenen, die Kombination »Formula plus mediterrane Kost« wenigstens einmal konsequent zu probieren: Einstieg in das Abnehmprogramm mithilfe von protein- und ballaststoffreichen Formula-Mahlzeiten über einige Wochen und die langsame Einführung von natürlicher Nahrung auf Basis einer kohlenhydratreduzierten, stärke- und zuckerarmen mediterranen Kost. Aber im Endeffekt müssen Sie sich für die Abmehmstrategie entscheiden, die am besten zu Ihnen, Ihren Bedürfnissen und Ihrem Alltag passt. Denn am erfolgreichsten ist diejenige Diät, die Sie am längsten konsequent durchhalten.

MIT MUSKELAKTIVITÄT WIRD ALLES BESSER

»Sport ist Mord.« Stimmt – fast. Denn natürlich kann man sich beim Skifahren die Bänder reißen, beim Radfahren in einen Graben plumpsen oder sich im Kampfsport die Nase brechen. Aber seien wir mal ehrlich, in der Regel sind Sportverletzungen Peanuts im Gegensatz zu den Schäden, die wir unserem Körper über Jahre mit Bewegungsverweigerung zufügen: Untätigkeit ist Gift für den Körper. In diesem Buch geht es aber doch um Lust, Sex und auch Zeugungsfähigkeit, mögen Sie jetzt vielleicht denken. Ist es da nicht nur eine Frage des Geschmacks, in welchem Zustand und mit wem man sich das Bett teilt? Na ja, nicht, wenn man keine Probleme im Bett bekommen möchte oder diese sogar schon hat. Ohne Fleiß kein Preis.

Körperliche Aktivität ist einer der beiden wichtigsten Hebel, um die verschiedenen Gesichtspunkte sexueller Dysfunktion bei Frauen und um erektile Dysfunktion bei Männern zu vermeiden. Das behaupten wir jetzt nicht einfach so, weil wir Anhänger von viel Bewegung sind, sondern das ist das Ergebnis einer groß angelegten Metaanalyse, die australische Wissenschaftler aus der University of Wollongong im Jahr 2018 veröffentlicht haben. Metaanalyse bedeutet, dass sich die Forscher vieler verschiedener Studien zu einem Themengebiet annehmen, diese miteinander vergleichen und Gemeinsamkeiten und eventuelle Gegensätze herausarbeiten, um zu einem möglichst aussagefähigen Gesamtergebnis zu kommen. Auf diese Art und Weise bekommt man einen Überblick über die Erfolge oder Misserfolge einer Maßnahme mit einer nunmehr viel größeren Anzahl von Probanden.

Die Analyse, von der wir hier sprechen, hat 89 Langzeitbeobachtungsstudien aus 20 verschiedenen Ländern untersucht. Erforscht wurde, welchen Einfluss Lebensstilfaktoren auf sexuelle Dysfunktion bei beiden Geschlechtern haben. Ganz konkret untersuchten die Forscher »30 Minuten Bewegung mit mäßiger bis hoher Intensität 5-mal pro Woche« im Vergleich zu »20 Minuten mit mäßig intensiver Aktivität 3-mal pro Woche«. Hier das Ergebnis:

- Körperlich aktive Frauen hatten im Vergleich zu überwiegend inaktiven Frauen ein 33 Prozent geringeres Risiko für sexuelle Funktionsstörungen.
- Bei Männern fiel das Ergebnis noch deutlicher aus, da wurde das Risiko nämlich um 43 Prozent gesenkt.
- Auch zeigte sich, dass häufigere und anstrengendere Bewegung mehr bringt, als gelegentlich im Wohlfühlbereich unterwegs zu sein.

Nach Auswertung aller Ergebnisse kamen die Herausgeber dieser Mammutanalyse zu dem Schluss, dass körperliche Aktivität der Schlüssel zum Erfolg ist. Noch bevor Ärzte bei sexueller Dysfunktion Medikamente verabreichen oder eine Operation durchführen, sollten sie mehr herausfordernde Bewegung verordnen. Wir klopfen uns jetzt mal ganz kurz selbst auf die Schulter, weil wir das ja schon immer gesagt haben, und erklären Ihnen dann, warum das so ist.

Training führt zur Anpassung

Ja, Sport strengt an, insbesondere wenn man nicht ausreichend trainiert ist. Und so kann man landauf, landab immer wieder dasselbe Muster bewundern, insbesondere im Januar. Die Leute fangen total motiviert mit irgendeinem Training an, meist ist es Joggen, und geben nach kürzester Zeit wieder frustriert auf. Weil es so verdammt anstrengend ist, man verzweifelt nach Luft japst, und am nächsten Tag schlägt als »Strafe« auch noch der Muskelkater zu.

Leute, gebt euch – besser gesagt, eurem Körper – Zeit! Kein Mensch käme auf die Idee, jemandem den Führerschein in die Hand zu drücken, nachdem dieser am Tag zuvor das erste Mal in seinem Leben hinter einem Steuer gesessen hat. Der Fahrlehrer erhöht vielmehr nach und nach den Schwierigkeitslevel, und irgendwann ist man fit genug, um alleine im Straßenverkehr unterwegs zu sein. Wenn dann der Führerscheinneuling allerdings selten fährt, entwickelt er keine Routine und irgendwann kann er (oder sie) dann wieder von vorne anfangen. Genauso ist es mit Sport beziehungsweise mit anstrengender körperlicher Aktivität. Sie muss regelmäßig ausgeführt und das

Pensum muss allmählich gesteigert werden, dann kommt und bleibt der Spaß am Training.

Training bedeutet, die Organe und Systeme im Körper so zu reizen, dass sie sich anpassen müssen, um die gestellte Aufgabe zu bewältigen. Bei einer außergewöhnlichen Beanspruchung wird akut das biochemische Gleichgewicht des inneren Milieus (Homöostase, siehe Seite 60) gestört. Salopp gesagt wird zunächst einmal alles aufgescheucht. Nach der Belastung folgt die Erholungsphase. Da regeneriert der Körper, und zusätzlich werden dabei Strukturen und Systeme aufgebaut, die zukünftig gegen solch einen Reiz von außen besser wappnen. Zusammenfassend kann man sagen, dass eine Anstrengung mit Anpassung und anschließender Leistungssteigerung belohnt wird.

Wie so oft im Leben heißt es aber auch hier: Die Dosis macht das Gift. Wer mit dem Training maßlos übertreibt und die Regenerationspausen ignoriert, riskiert Entzündungen, Verletzungen und Infektanfälligkeit.

Die breite Wirkung körperlicher Aktivität

Regelmäßige anstrengende Muskelaktivität verbessert schnell die körperliche Leistungsfähigkeit, und zwar unabhängig von Geschlecht oder Alter. Körperliche Aktivität beugt den Risikofaktoren für viele Krankheiten wie Metabolisches Syndrom, Fettleber, Typ-2-Diabetes, Herz-Kreislauf-Erkrankungen, Osteoporose und Depression vor. Zudem ist gezielt eingesetzter Sport ein hervorragendes Therapeutikum, wenn Krankheiten bereits bestehen. Zumal er nicht nur eine Baustelle bearbeitet, sondern eine ganze Reihe von Gesundheitsproblemen auf einmal angeht. Außerdem ist er praktisch ohne Nebenwirkungen, außer man hält sich nicht an die Spielregeln und übertreibt oder erleidet einen Unfall.

Aber nicht nur die körperliche, sondern auch die geistige Leistungsfähigkeit wird durch Sport verbessert. Das wiederum stärkt die Psyche und damit letztlich auch Selbstwertgefühl und Selbstbewusstsein. Und körperliche Aktivität dient nicht nur der Vorbeugung, sondern auch der Therapie sexueller Dysfunktionen. Dabei sind – wir fassen hier noch einmal zusammen – folgende Punkte entscheidend:

- Die übermäßigen ektopen Fettablagerungen, die sich überall im Körper angesammelt haben (Bauch, Leber, Muskeln, Nerven, Gefäße), müssen abgeschmolzen werden.
- Die Muskelmasse soll dabei möglichst nicht verloren gehen, besser noch vergrößert werden.
- Die Durchblutung der Gewebe muss verstärkt werden.
- Die Insulinresistenz in den verschiedenen Geweben muss beseitigt werden.
- Die chronischen Entzündungen in verschiedenen Geweben müssen, so weit wie möglich, gelöscht werden.

Das klingt jetzt nach sehr viel auf einmal. Aber keine Sorge, Sie müssen die Liste nicht von oben bis unten nacheinander abarbeiten. Das Gute ist, dass mit jedem anstrengenden Training alle Bereiche gleichzeitig beackert werden.

Problembereiche bearbeiten durch Training

Wenn ein Muskel benutzt wird, entsteht dort ein erhöhter Bedarf an Sauerstoff. Der muss durch eine vermehrte Durchblutung abgedeckt werden. Dazu werden immer mehr neue kleine Blutgefäße (Kapillaren) im Muskelgewebe angelegt. Das geschieht allerdings nicht von heute auf morgen, und deshalb muss der Trainingsreiz regelmäßig gesetzt werden. Nur weil jemand einmal ein großes Fest auf einer Wiese feiert, wird keiner auf die Idee kommen, eine Straße dorthin zu bauen. Wenn dort aber ein Bauernhof entstanden ist und ein regelmäßiger Verkehr herrscht, wird niemand lang über die Notwendigkeit einer Straße diskutieren. Genauso handhabt das unser Körper: Der Bedarf regelt die Baumaßnahmen. Und weil man schon am Bauen ist, bekommt nicht nur der Hof eine Straße, sondern auch die Stallungen und die Feldwege werden angelegt. Soll heißen, nicht nur das Muskelgewebe wird mit mehr Kapillaren versorgt, sondern auch das Fettgewebe. Sie erinnern sich – einer der Hauptgründe, warum Fettreservoirs zu Entzündungsherden werden, ist deren Mangeldurchblutung. Diesen Punkt können wir also mit regelmäßiger anstrengender körperlicher Aktivität nach und nach auch abhaken. Das war aber noch nicht alles.

Die Bildung und Bereitstellung von Stickstoffmonoxid (NO) in den Blutgefäßen wird durch regelmäßiges Training deutlich gesteigert, was enorm wichtig ist für die Weitstellung der Blutgefäße. Sie haben sich bestimmt gemerkt, dass über die Gefäßweitstellung der Bluteinstrom in die Schwellkörper von Frau und Mann reguliert wird. Außerdem wird der oxidative Stress in den Arterien gemindert und damit das Risiko für Gefäßschäden, Verkalkung und daraus resultierender Versteifung der Gefäße, das heißt, sie bleiben flexibel.

Und nicht zu vernachlässigen: Mit Training wird natürlich auch der Reiz für die Bildung von mehr Muskelmasse gesetzt. Dafür braucht es nicht nur Sauerstoff, sondern auch Energie. Dementsprechend muss die Anzahl der Mitochondrien, das sind die Kraftwerke in den Zellen, erhöht werden. Beides zusammen garantiert eine erhöhte Fettverbrennung und damit einen vermehrten Kalorienverbrauch selbst in Ruhe – die optimale Vorbeugung und Maßnahme gegen Fettleibigkeit. Muskulöse Menschen können deshalb deutlich mehr Kalorien zu sich nehmen, bevor sie Pölsterchen ansetzen, als jemand, dessen Muskulatur auf das Notwendigste beschränkt ist.

Ein ganz entscheidender Effekt der Muskelaktivität ist, dass sich die Insulinresistenz des Körpers zurückbildet. Denken Sie an die süßen Zuckerschlepper GLUT4, welche die Tür öffnen, wenn Insulin anklingelt (siehe Seite 43). Während einer fordernden muskulären Belastung erhöht sich die Konzentration von GLUT4 in den Muskelzellen und somit auch die Sensitivität für Insulin. Diese akuten Verbesserungen des Insulinsensitivität treten zwei Stunden nach einem Training auf und halten bis zu 72 Stunden an. Das tun sie übrigens schon nach einem einzigen Training! Aber Sie wollen ja längerfristige Anpassungen und Verbesserungen erreichen und dafür müssen Sie regelmäßig trainieren.

Jeder und jede kann mit regelmäßiger, intensiver körperlicher Aktivität genau die körperlichen Problembereiche angehen, deutlich reduzieren und bestenfalls ganz beseitigen, die zu den sexuellen Störungen beigetragen haben!

Sport zum Abnehmen?

Sie haben das bestimmt auch schon hundert Mal gehört oder gelesen: Man soll zum Abnehmen Sport treiben. Das ist auf jeden Fall nicht ganz verkehrt, aber auch nicht ganz richtig. Vorweg sei dazu gesagt, dass es uns nicht um Äußerlichkeiten geht. Für unser Thema ist nicht entscheidend, wie schlank Sie werden, sondern wie viel überschüssiges Fett Sie verlieren. Genauer gesagt, wie viel von den ektopen Fettablagerungen – also vom verirrten Fett – in den Organen, an den Blutgefäßen und Nerven abgeschmolzen wird. Dabei ist es äußerst wichtig, möglichst viel Muskulatur zu erhalten oder besser noch Muskelmasse aufzubauen. Deshalb sprechen wir lieber von Fettabbau oder Fettmobilisation anstatt von »abnehmen«.

Können Menschen allein mit Sport überhaupt überschüssiges Fett abbauen? Unter strikt überwachten Bedingungen in kontrollierten Studien mit vorgeschriebenen intensiven Trainingseinheiten konnte das immer wieder bewiesen werden. Und bei den Teilnehmenden von »The biggest Loser« funktioniert das auch immer so toll. Aber wenn man das Projekt »Gewichtsabnahme« daheim alleine verfolgt, ist oft Frust angesagt, weil man nicht annähernd so effektiv ist. Einer der Hauptgründe ist: Die meisten Menschen sind nicht fit genug! Wer jahrelang keinen Sport betrieben hatte, dem fällt es mangels Fitness und Kondition meist sehr schwer, sich derart intensiv zu belasten, dass nennenswerte Kalorienmengen verbraucht werden. Zudem überschätzen die meisten auch, wie viel beziehungsweise wie wenig Kalorien tatsächlich verbrannt werden, insbesondere wenn die Belastung nicht intensiv ist.

Zu dumm, dass Sport bei vielen Menschen auch noch einen Bärenhunger auslöst und das dringende Bedürfnis, sich auszuruhen. Das Ganze endet dann häufig in einer Mahlzeit, deren Kaloriengehalt die verbrannten Kalorien weit übersteigt, gepaart mit einer ausgiebigen Couchpotato-Pause. Ein Teufelskreis.

Hier mal ein Beispiel: Linda, 38 Jahre, weiß, dass sie bei einer Körpergröße von 1,68 m und einem Gewicht von 90 kg unbedingt was tun sollte. Also fängt sie engagiert an, täglich 30 Minuten zu walken. Dabei verbraucht sie etwa 200 kcal. Die Ernährung hatte Linda nicht umgestellt, der Körper sei ja jetzt aktiv und brauche die Energie. Zusätzlich gönnt sie sich zur Belohnung mal eine Dose Cola oder auch ein Croissant. Das sind übrigens auch jeweils 200 kcal. Na, was meinen Sie? Wie viel hat Linda abgenommen? Richtig. Nichts.

Aber glauben Sie uns, das klingt jetzt viel schrecklicher, als es ist. Uns geht es mit diesem prägnanten Beispiel allein darum, die Mär zu beenden, dass Sport allein ausreichen würde, um erfolgreich abzunehmen. Denken Sie stattdessen lieber an all die Vorteile, die wir gerade eben aufgeführt haben und die zeigen, dass regelmäßiges Training ein essenziell wichtiger Bestandteil ist auf dem Weg zurück zu einem erfüllten Liebesleben.

Zudem hat sich Sport als sehr effektiv erwiesen, einem Zuwachs an Körperfett vorzubeugen. Das gilt insbesondere dann, wenn man nach einer erfolgreichen Diät sein neu erkämpftes Gewicht halten möchte.

Ausdauer oder Kraft trainieren?

Sobald es um Abnehmen und Sport geht, kommt schnell die Frage auf, was denn nun besser sei, Kraft- oder Ausdauertraining? Schauen wir deshalb zuerst einmal gemeinsam auf die Charakteristika und die Unterschiede zwischen den beiden Trainingsarten.

Ausdauertraining

Sportwissenschaftler unterscheiden das **aerobe** vom **anaeroben** Training. Bei Ersterem läuft die Energiegewinnung in den Zellen über den Verbrauch von Sauerstoff ab. Die Herzfrequenz liegt bei dieser Trainingsart in einem Bereich von 40 bis 85 Prozent des Maximalpulses. Nehmen wir mal an, Sie erreichen bei maximaler Anstrengung einen Puls von 180 Schlägen pro Minute, dann liegt Ihr persönlicher aerober Bereich bei 72 bis 153. Auch die Atemfrequenz ist nur so hoch, dass man sich während der Belastung noch unterhalten kann. Zumindest, wenn man trainiert ist. Diese Art der Belastung kann man über einen längeren Zeitraum durchhalten. Dazu gehören die gängigen Ausdauersportarten wie zügiges Gehen, Joggen, Radfahren, Skilanglauf, Schwimmen oder Tanzen. Auf die theoretischen Grundlagen zur aeroben und anaeroben Energiegewinnung sind wir bereits im

Kapitel »Moderner Mensch im Steinzeitkörper« eingegangen (siehe Seite 75 bis 84).

Ein gängiger Begriff für aerobes Training ist **Cardio-Training.** Dieser Name verrät, dass dabei in erster Linie das Herz-Kreislauf-System gestärkt wird (Kardia ist das griechische Wort für Herz). Zum einen sinkt mit der Zeit der Ruhepuls, und auch der Belastungspuls wird niedriger. Das ist eine direkte Entlastung für das Herz. Warum ist das wichtig? Na ja, eine Maus hat einen Puls von 600 Schlägen pro Minute, eine Schildkröte von sechs Schlägen. Wer von beiden wird älter? Ja, der Vergleich hinkt, aber man versteht dadurch ganz gut, worauf wir hinauswollen. Insbesondere wenn kardiale Vorerkrankungen bestehen, hat eine Senkung des Ruhepulses einen hohen prognostischen Wert. Und warum sinkt der Ruhepuls? Weil der Herzmuskel stärker wird und somit das Herz pro Minute mehr Blut auswerfen kann. Dadurch kann die Pulsrate gesenkt werden, und das Herz wird geschont.

Wie weiter oben im Kapitel schon ausgeführt, erhöht sich durch regelmäßige körperliche Aktivität auch die Dehnungsfähigkeit der Gefäße, wodurch der Blutdruck niedriger wird. Auch das senkt direkt das Risiko von Herz-Kreislauf-Erkrankungen und deren schwerwiegenden Komplikationen.

Nicht nur das Schlagvolumen des Herzens erhöht sich durch regelmäßiges Ausdauertraining, sondern auch das Atemvolumen der Lungen und das Blutvolumen, und die Sauerstoffaufnahmefähigkeit des Blutes vergrößert sich. Denn alles ist darauf ausgerichtet, die Zellen während ihrer Arbeit ausreichend mit Sauerstoff zu versorgen. Den brauchen ja die Zellen zur Energiegewinnung. Als Kraftstoff nehmen sie Fette und Kohlenhydrate her, Letztere in Form von Glukose. Je länger eine Belastung dauert, desto höher ist der Anteil der Fettverbrennung. Außerdem wird die Fähigkeit von Muskeln und Leber gesteigert, Glukose als Glykogen abzuspeichern anstatt als Fett, da der Körper so schneller auf die gespeicherten Energiereserven zurückgreifen kann (siehe auch Seite 78).

Und wir sind immer noch nicht fertig mit den Vorteilen von Ausdauertraining. Es wird nämlich auch die Produktion von weißen Blutkörperchen hochgefahren. Das sind B-Lymphozyten, die für die Antikörperbildung zuständig sind, sowie Granulozyten und Killerzellen, die sich direkt um Eindringlinge wie Bakterien oder Viren kümmern. Das Immunsystem wird also auch gestärkt.

Einen letzten Punkt haben wir ebenfalls schon weiter oben im Kapitel besprochen, aber weil er so immens wichtig ist im Zusammenhang mit der sexuellen Dysfunktion, erwähnen wir ihn hier noch einmal: Auch die Insulinsensitivität in den Zellen erhöht sich, und die bestehende Insulinresistenz wird nach und nach geringer, womit auch die viel zu hohen Insulinkonzentrationen im Blut reduziert werden.

Krafttraining

Jetzt kommen wir zu den anaeroben Belastungen. Dabei wird die Energiebereitstellung in den Zellen rein über Glukose sichergestellt ohne Mithilfe von Sauerstoff. Die Herzfrequenz liegt dabei in einem Bereich von 80 bis 90 Prozent des Maximalpulses. Der Vorteil ist, dass die Energiebereitstellung sehr schnell abläuft, allerdings hält man das Ganze nicht lange durch. Ein typisches Beispiel sind Sprints oder intensives Krafttraining.

Wie Sie sich vermutlich schon denken können, sind die meisten Sportarten Mischformen, je nachdem, in welcher Intensität man sie ausführt. Nehmen Sie beispielsweise einen Boxkampf, da gibt es relativ entspannte Phasen, da befinden sich die Kämpfer im aeroben Bereich, und plötzlich explodiert einer der Gegner und zieht die Schlagfrequenz deutlich an. Der andere muss entsprechend reagieren und schon sind die beiden Kontrahenten im anaeroben Bereich. Ein solcher Wechsel gilt auch für HIIT, welches in den letzten Jahren immer beliebter wurde. Die Abkürzung steht für »High Intensity Intervall Training« und setzt sich zusammen aus kurzen, knackigen Übungsintervallen im anaeroben Bereich, die von sehr kurzen Erholungsphasen unterbrochen werden. Im Idealfall baut man Elemente aus dem Kraft- und Ausdauerbereich ein. HIIT ist eine sehr intensive Trainingsart, die wenig Zeit beansprucht und schnell zu Verbesserungen im Ausdauer- und Kraftbereich führt. Allerdings ist sie nicht für Anfänger geeignet, sondern sollte erst begonnen werden, wenn bereits eine Grundfitness in beiden Bereichen aufgebaut wurde.

Benötigt man überhaupt ein Krafttraining, wenn man doch nur abnehmen möchte? Ja, unbedingt. Unter jeder herkömmlichen Diät mit negativer Energiebilanz wird nicht nur Fett, sondern auch Muskel-, Binde- und Knochengewebe abgebaut. Dementsprechend sollte man immer Krafttraining mit einbauen, um die Muskulatur, so gut es geht, zu erhalten und im Idealfall zu stärken. Sie erinnern sich, Muskelgewebe verbraucht immer Kalorien. Wäre doch wirklich schade, auf diese Unterstützung zu verzichten. Zu beachten ist dabei: Je weniger Protein man während einer sogenannten Reduktionsdiät zu sich nimmt, desto mehr holt sich der Körper die benötigten Proteine aus der Muskulatur. Sie müssen ein intensives Krafttraining deshalb mit ausreichenden Mengen an hochwertigem Protein vor und nach dem Training kombinieren (siehe dazu auch die Bedeutung der Ernährung im vorhergehenden Kapitel).

Selbstverständlich verbrennen Sie auch beim Krafttraining Kalorien. Aber wie bereits dargelegt, läuft die Energiebereitstellung während der Belastung über Glukose, eine Fettverbrennung findet jedoch nicht statt. Jetzt kommt eine Besonderheit dazu, sozusagen das Bonusprogramm obendrauf: nämlich der **Nachbrenneffekt.** Je nachdem, wie intensiv das Training war, benötigt die Muskulatur auch im Anschluss noch viele Kalorien zur Regeneration und greift dafür auch auf die Fettverbrennung zurück. Je höher die Intensität war, desto länger dauert die Nachbrennzeit. Bis zu 48 Stunden kann der Stoffwechsel im Anschluss noch erhöht sein. Das merken Sie daran, dass Ihr Ruhepuls erhöht ist. Auch beim Ausdauersport gibt es den Nachbrenneffekt, aufgrund der geringeren Intensität allerdings deutlich verkürzt. Dafür verbrennt man während der Belastung mehr Kalorien.

Wie oben bezüglich des Ausdauertrainings erwähnt, reagieren mit Krafttraining fit gemachte Muskeln wieder gut auf das Hormon Insulin. Außerdem leeren sie Ihre Glykogenspeicher für die anaerobe Energiegewinnung. Erst wenn da wieder Platz ist, können Sie Kohlenhydrate zu sich nehmen, ohne dass diese in Form von Fett abgespeichert werden.

Ausdauer- und Krafttraining, aerobe und anaerobe Belastung haben unterschiedliche Effekte und sind auf je eigene Weise von Vorteil.

Die allgemein besten Effekte erzielen Sie, wenn Sie Ausdauer- und Krafttraining kombinieren.

Sport und Sexualfunktion bei Frauen

Sport sorgt aber langfristig nicht nur dafür, dass man gesünder wird und der Sex funktioniert, sondern auch, dass der Sex besser wird. Denn Sex ist ja auch körperlich anstrengend, zumindest, wenn man nicht wie ein sich tot stellendes Opossum unten liegt. Es kann also definitiv nicht schaden, wenn Kondition und Kraft gut trainiert sind.

Außerdem fördert Sport über mehrere Mechanismen das sexuelle Verlangen: Zum einen wird bei einer anaeroben Einheit wie Kraft- oder Intervalltraining vermehrt Östrogen, aber auch Testosteron freigesetzt, welches nicht nur bei Männern, sondern eben auch bei Frauen die sexuelle Lust steigert. Allerdings gilt der Punkt tatsächlich nur für einen kurzen Zeitraum direkt nach dem Sport. Und da der Hintergrund einer sexuellen Dysfunktion bei Frauen meistens nicht auf nur einer Komponente beruht, sondern oft vielschichtig ist, kommen auch andere Faktoren zum Tragen.

Es werden zudem beim Sport Serotonin, Endorphin und Dopamin ausgeschüttet, besser bekannt als sogenannte »Glückshormone«. Deswegen fühlt man sich, wenn man es nicht übertrieben hat, nach dem Sport so zufrieden und ausgeglichen. Da hat frau doch gleich viel mehr Lust auf Sex, als wenn sie nach der Arbeit total entnervt auf der Couch sitzt. Aber das waren noch nicht alle Hormone, die bei einer anstrengenden Belastung ausgeschüttet werden. Noradrenalin, Adrenalin und Cortisol – die »Stresshormone« – sind ebenfalls mit von der Partie. Wieso ist das jetzt gut, wenn auch Stresshormone vermehrt produziert werden? Gute Frage. Die Antwort: Bei regelmäßigem Training passt sich der Körper an die Aktivität an, und es werden weniger Stresshormone ausgeschüttet. Das gilt nicht nur für die jeweilige Sporteinheit, sondern auch für andere Situationen im Leben. Man reagiert gelassener. Stress ist einer der Lustkiller schlechthin, deswegen ist es eine perfekte Strategie, diesen abzubauen – zum Beispiel durch vermehrte sportliche Aktivitäten.

Ein weiterer wichtiger Aspekt wurde weiter oben bei den körperlichen Veränderungen schon einmal benannt: Es kommt durch regelmäßiges Training zur Rückbildung von Entzündungsherden und zu einer deutlich verbesserten Durchblutung im Körper. Letzteres wirkt sich auch auf die vaginalen Schwellkörper aus, das Einhorn (siehe Seite 12). Auch das Feuchtwerden der Vagina (Lubrikation) geschieht in erster Linie über eine gut funktionierende Durchblutung. Salopp gesagt, flutscht es mit einer verbesserten Durchblutung auch wieder. Außerdem erhöht sich die Sensibilität im Bereich der Geschlechtsorgane, da sich die feinen Nerven bei abnehmender Entzündung und gleichzeitig verbesserter Blutversorgung ebenfalls wieder erholen.

Beckenbodentraining

Auf ein ganz spezielles Training möchten wir Sie noch aufmerksam machen, welches keine Frau weglassen sollte. Es ist zwar nicht anstrengend, dementsprechend gibt es keinen hohen Kalorienverbrauch, und es sieht auch nicht sonderlich spektakulär aus. Aber es lohnt sich. Die Rede ist vom Beckenbodentraining. Dieses ist nicht nur im Rahmen einer Schwangerschaft sinnvoll oder wenn eine Inkontinenz (»schwache Blase«) vorliegt. Nein, es steigert deutlich das Lustempfinden – übrigens auf beiden Seiten – und erhöht die Orgasmuswahrscheinlichkeit. Zum einen ebenfalls durch die vermehrte Durchblutung, aber auch durch das Anspannen der Beckenbodenmuskulatur während des Aktes. Dadurch wird die Scheide verengt und das Empfinden für sie und ihn deutlich stärker.
Pilates und Yoga sind übrigens ideal für das Training in diesem Bereich. Aber Sie können auch Ausdauer- mit Beckenbodentraining verbinden, nämlich beim Skilanglauf oder Rudern. Probieren Sie es aus.

Wichtig für all diese positiven Auswirkungen von Bewegung ist aber, dass Sie es nicht übertreiben. Ansonsten kippt das Ganze in die komplett andere Richtung. Die Stresshormone würden zunehmen und damit Stress, Müdigkeit und Verletzungsgefahr. Gerade bei Extremleistungen im Ausdauerbereich kann der Hormonhaushalt von Frauen ordentlich ins Wanken geraten.

All die genannten Pluspunkte spielen natürlich auch beim PCOS eine entscheidende Rolle. Denn auch hier geht es in erster Linie darum, die verstreuten (ektopen) Fetteinlagerungen und die damit verbundenen Entzündungsherde im Körper einzudämmen. Die Insulinresistenz sollte nach Möglichkeit ganz verschwinden und der Testosteronspiegel sinken. Doch welche Trainingsart ist dafür besser geeignet, Ausdauer- oder intensives Intervalltraining?

Studien zeigten, dass sich zwischen den beiden Arten kaum Unterschiede finden ließen hinsichtlich ihrer Auswirkung auf PCOS. In den beiden Vergleichsgruppen verloren die Probandinnen signifikant an Gewicht, und vor allem sank der Testosteronspiegel deutlich. Also ist es Geschmackssache, welcher Bewegung frau den Vorzug gibt. Wir raten dazu, zunächst mit einem moderaten Ausdauertraining zu beginnen und dann bei Steigerung der körperlichen Fitness das Intervalltraining hinzuzufügen. So werden dem Körper neue Reize gesetzt, ohne ihn zu überfordern.

Last but not least verändert ein Training auch das äußere Erscheinungsbild und vor allem das eigene Körpergefühl. Man spürt sich endlich wieder. Muskeln werden sichtbar, die Haut wird straffer, das Gesicht erhält eine Profilschärfung und vieles mehr. Uns geht es allerdings nicht um Schönheitsideale, sondern um Ihr Selbstwertgefühl und Ihr Selbstbewusstsein. Nur eine Frau, die sich selbst mag und achtet, fühlt sich auch attraktiv.

Sport und Sexualfunktion bei Männern

Falls Sie eben den Abschnitt über Sport, Sex und Frauen gelesen haben, werden Sie gleich viele Dopplungen feststellen, denn so unterschiedlich sind unsere Körper gar nicht. Wiederholung schadet aber nie, denn doppelt genäht hält bekanntlich besser.

Der wichtigste Risikofaktor für erektile Dysfunktion ist der heute so weitverbreitete körperlich inaktive Lebensstil. Viele Studien haben belegt, dass kontinuierliches aerobes Training die erektile Dysfunktion verbessert. Dabei wirkt Training mit moderater Intensität, gepaart mit Intervallen hoher Intensität, offenbar besonders effizient. Weitere Studien haben belegt, dass Krafttraining die aeroben Übungen effektiv ergänzen kann.

Wie oben beschrieben erhöht körperliche Aktivität das Blutvolumen und führt zu einer erheblichen Umgestaltung des Gefäßsystems, um den erhöhten Sauerstoffbedarf der Muskulatur ausreichend zu decken. Sogar die Durchmesser der großen Blutgefäße werden vergrößert. Da bei Belastung der Puls und somit auch der Blutfluss in den Gefäßen ansteigt, passt sich die Reaktionsfähigkeit des Endothels an. Sie erinnern sich vielleicht, das Endothel ist die innere Wand in den Gefäßen. Aus dieser Anpassungsreaktion resultiert eine erhöhte Synthese und Freisetzung von Stickstoffmonoxid (NO) in der Gefäßinnenwand und an den Nervenendigungen. Zudem ist NO an der Entspannung der glatten Muskulatur des Penis beteiligt. Letztendlich bewirkt eine vermehrte NO-Bereitstellung einen erhöhten Blutfluss in die Schwellkörper und somit eine deutliche Verbesserung der erektilen Funktion.

Sport und Testosteron

Während bei Frauen viele Faktoren Einfluss nehmen auf die sexuelle Lust und Funktionsfähigkeit, gibt es bei Männern einen großen Player, der überall seine Finger im Spiel hat. Die Rede ist vom Testosteron. Es ist unter anderem wichtig für die Freisetzung von Signalstoffen wie Dopamin, Oxytocin und Stickstoffmonoxid, die alle das sexuelle Verlangen und/oder die Sexualfunktion beeinflussen. Testosteron reguliert nahezu jede Komponente der erektilen Funktion, einschließlich der Struktur, Funktion und Innervation der glatten Muskelzellen, der Endothelfunktion und der bindegewebsbedingten Eigenschaften der Schwellkörper.

Es wird zwar regelmäßig in den Medien verkündet, dass Sport den Testosteronspiegel bei Männern anhebe und deshalb als Therapie gegen erektile Dysfunktion sehr empfehlenswert sei. Aber wenn man genau hinschaut, stimmt das so nicht ganz. Zwar haben zahlreiche Studien nachgewiesen, dass intensive sportliche Betätigungen, vor allem Krafttraining, akut zu einem deutlichen Anstieg des Testosteronspiegels führen. Ganz offensichtlich ist das die sinnvolle Reaktion des Körpers auf eine intensive Belastung, um über Testosteron die Muskulatur weiter aufzubauen. In der Fachsprache spricht man vom anabolen Effekt des Testosterons. Allerdings ist dieses Vergnügen nur von kurzer Dauer, die Basiswerte von Testosteron ändern sich dadurch nicht, und vermutlich hat dieser kurze Testosteronpeak keine positive Auswirkung auf eine erektile Dysfunktion. Zumindest ist dies aktuell in der Wissenschaft noch umstritten, und wir warten gespannt auf neue Erkenntnisse.

Also macht Sport gar keinen Sinn hinsichtlich der Bekämpfung der erektilen Dysfunktion oder einer Zeugungsunfähigkeit? Doch, auf jeden Fall.

Das wichtigste Ziel beim Sport ist das Abschmelzen der Fettreserven, insbesondere der ektopen Fettinseln im Körper. Sind diese doch zum einen ständige Entzündungsherde und zum anderen Hormonbildner, durch die das physiologische Hormongleichgewicht gestört wird. Durch eine regelmäßige, anstrengende Belastung verschiebt sich der Umgang des Körpers mit seinen Energiereserven von »Einlagern in Form von Fett« hin zu »Verbrennen der vorhandenen Fettreserven«. Infolgedessen sinken die erhöhten Spiegel von Leptin und Aromatase und die Hormonachse vom Hypothalamus über GnRH bis zum fertigen Testosteron funktioniert wieder. Aber nicht nur Leptin und Aromatase sind an der Reparatur beteiligt, sondern vor allem die wieder steigende Insulinsensitivität der Zellen im ganzen Körper – die Zahl der süßen Zuckerschlepper (GLUT4) in den Zellen steigt an und somit reagieren diese wieder adäquater auf Insulin. Mit jeder anstrengenden Trainingseinheit vergrößert sich dieser Effekt, und er hält immer länger an.

Da die erektile Dysfunktion bei übergewichtigen Männern meist keine alleinstehende Erkrankung ist, sondern »nur« eines von vielen Symptomen der Insulinresistenz, ist alles, was die Insulinsensitivität der Zellen erhöht und die viel zu hohen Insulinspiegel senkt, die richtige Therapie dafür. Also landen wir doch wieder beim Sport.

Außerdem sorgt der Ausstoß der sogenannten Glückshormone Dopamin, Endorphin und Serotonin dafür, dass man sich nach einer erfolgreich absolvierten anstrengenden Einheit deutlich wohler fühlt. Zudem sinkt der eigene Stresslevel, was zunächst paradox klingt, weil

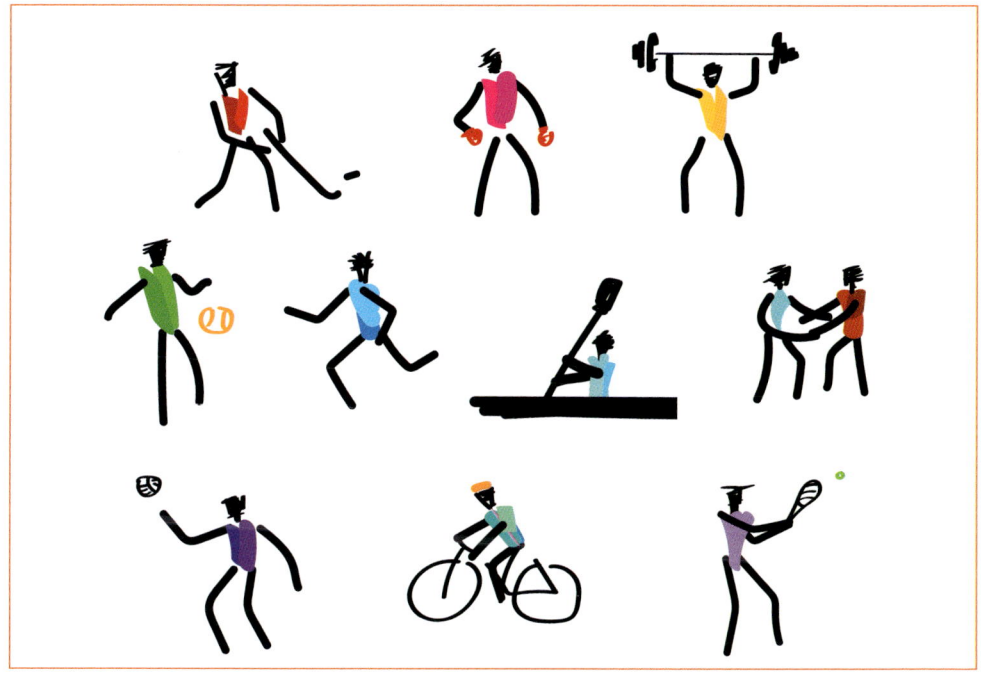

Verschiedene Arten von Bewegung haben unterschiedliche Auswirkungen auf die erektile Dysfunktion (ED): Aerobes Training verbessert die Endothelfunktion. Kraft- beziehungsweise Widerstandstraining steigert akut das Testosteron. Kampfsportarten verbessern nachweislich das Selbstwertgefühl und Bewegung im Freien und in der Gruppe führen zu psychologischen Vorteilen. Daher ist eine Kombination von Sportarten für Männer mit ED am vorteilhaftesten. Strukturierte Übungsprogramme sollten auf die individuellen Bedürfnisse des Patienten zugeschnitten sein und ein Übertrainieren vermeiden.

während einer belastenden Sporteinheit die Stresshormone Noradrenalin, Adrenalin und Cortisol ansteigen. Allerdings wird diese Wirkung von Mal zu Mal weniger, der Körper gewöhnt sich an die Anwesenheit der Stresshormone und reagiert zukünftig auch in anderen stressigen Situationen entspannter. Zusammengefasst: Sport macht glücklich und entspannt. Außerdem steigt durch Muskelauf- und Fettabbau das Wohlbefinden im eigenen Körper. Selbstakzeptanz und Selbstbewusstsein kehren zurück. Da auch bei Männern die Psyche eine wichtige Rolle im Bett spielt, sind all diese Punkte keineswegs zu vernachlässigen.

Um eine erektile Dysfunktion erfolgreich mit einem Training zu behandeln, haben sich vier Einheiten pro Woche mit einer Mischung aus moderatem bis hochintensivem Training von 40 Minuten Dauer pro Sitzung als erfolgreich erwiesen. Das entspricht einer wöchentlichen Dosis von 160 Minuten. Das sind die Ergebnisse bei normgewichtigen Männern. Bei übergewichtigen Männern sollte zumindest der Start des Trainings anders gestaltet werden. Hier zeigte sich in Studien, dass ein wöchentliches Training von 200 bis 300 Minuten mit mäßiger Intensität von Erfolg gekrönt war. Aber auch hier gilt, wenn sich nach ein paar Monaten der Körper an die Belastung adaptiert hat, können Sie gerne auf eine gesunde Mischung von moderater Belastung und intensiven Intervallen wechseln.

Auch hinsichtlich der Zeugungsfähigkeit zeigten sich deutliche Verbesserungen nach einer Gewichts- und vor allem Fettreduktion durch Sport und Ernährungsumstellung. So konnte in Studien nachgewiesen werden, dass sich die Spermienkonzentration, die Beweglichkeit und die Größe der Spermien deutlich verbessert hat. Auch das Risiko für genetische Defekte wurden vermindert.

LEBENSSTIL ÄNDERN – LANGFRISTIG MIT LUST LIEBEN

Wie wichtig eine ausreichende körperliche Belastung, aber natürlich auch eine erfolgreiche Ernährungsumstellung in Bezug auf sexuelle Dysfunktion sind, haben wir ja nun ausführlich in den vorangegangenen Kapiteln dargestellt. Beides wird mittlerweile auch von medizinischen Standardwerken und Leitlinien klar empfohlen. Was dort allerdings nicht ausgeführt wird, sind die vielen verschiedenen Lebensstilmaßnahmen, die eine sexuelle Funktionsstörung ebenfalls günstig beeinflussen oder beseitigen können. Sie wirken zwar nicht direkt auf die Ursachen, aber auf die Trigger von Insulinresistenz, Hyperinsulinämie, Entzündungen und Mangeldurchblutung.

Zu einem gesundheitsfördernden Lebensstil gehört selbstverständlich der Verzicht auf Nikotin und Drogen. Über die Bedeutung von Alkohol wurde bereits gesprochen (siehe Seite 97 bis 98). Das müssen wir an dieser Stelle nicht wiederholen. Aber es gibt noch etliche weitere Aspekte, die man selbst in der Hand hat und ändern kann.

Gesundheitsförderlich essen

Abnehmen beziehungsweise Fett verlieren zur Wiedererlangung von Lust in der Liebe ist wichtig. Aber »gesund« Gewicht verlieren ist noch wichtiger. Nach einer ersten sehr kalorienarmen Phase zur Fettmobilisierung ist auf Dauer eine gesundheitsförderliche Ernährungsweise wichtig. Die von uns propagierte, mediterran ausgerichtete, an Stärke und Zucker arme und weitgehend naturbelassene Kost (siehe Seite 120 bis 123) ist optimal für alle wichtigen Aspekte der Stoffwechsel- und Sexualgesundheit. Doch nicht nur das Essen spielt eine Rolle.

Biorhythmus beachten

Alle Vorgänge in unserem Körper folgen einem Biorhythmus, der durch die verschiedenen Hormonausschüttungen gesteuert wird.

Mit der »inneren Uhr« wird der Takt für den Schlaf-wach-Rhythmus und für die hormonelle Steuerung vorgegeben. Deshalb reagiert unser Körper in Abhängigkeit von der Uhrzeit auch unterschiedlich auf die Verwertung der Nährstoffe aus der Nahrung. Beispielsweise nimmt im Tagesverlauf die Fähigkeit, Glukose zu verstoffwechseln, ab. So werden Kohlenhydrate von den meisten Menschen morgens am besten verwertet und abends oder in der Nacht am schlechtesten.

Aber nicht alle Menschen sind gleich. Es gibt genetisch bedingt unterschiedliche **Chronotypen**. Die »Lerchentypen« sind morgens um sechs Uhr hellwach und gut gelaunt, wollen um 17 Uhr spätestens essen und sich um 21 oder 22 Uhr bereits schlafen legen. Die »Eulentypen« sind vor neun Uhr kaum ansprechbar und blühen erst gegen Abend so richtig auf.

Problematisch ist es nach neuen wissenschaftlichen Erkenntnissen, gegen seine innere Uhr zu leben und zu essen. Aber unabhängig davon, ob Eule oder Lerche, haben Menschen, die relativ spät abends essen, ein höheres Risiko, ein Übergewicht zu entwickeln. Wenn dagegen der Großteil der Essensaufnahme in der ersten Tageshälfte erfolgt, ist das Risiko gemindert. Beim Eulentyp ist die erste Tageshälfte eben entsprechend später als beim Lerchentyp.

Ausreichend schlafen

Schlafmangel oder schlechte Schlafqualität ist inzwischen in unserer Bevölkerung so verbreitet, dass man schon von einer neuen Volkskrankheit spricht. Beides sind unabhängige Risikofaktoren für Übergewicht, Fettleber, Typ-2-Diabetes und Herz-Kreislauf-Erkrankungen sowie verschiedene Krebsformen. Für unser Thema hier besonders wichtig: Wer chronisch schlecht schläft oder zu wenig Schlaf hat, entwickelt dadurch eine Insulinresistenz, die immer von einer Hyperinsulinämie begleitet wird. Zudem sind die Chancen für eine Gewichtskontrolle oder für eine Gewichtsreduktion stark gemindert, denn Schlafstörungen bringen die Hunger- und Sättigungshormone durcheinander, sodass es zu einem schwer kontrollierbaren, verstärkten Appetit und Hunger kommt. Vor allem Appetit auf Süßes und Fettes beziehungsweise auf eine Kombination von beidem wird gefördert.

Umgekehrt hilft regelmäßiger, guter und ausreichender Schlaf dabei, mit weniger Essen gesättigt durch den Tag zu kommen, wodurch man sein Gewicht besser halten oder auch effektiver abspecken kann. Im Fall von ausgeprägten Schlafstörungen lohnt sich also eine Schlaftherapie.

Schlafstörungen triggern außerdem eine Schilddrüsenunterfunktion – die wiederum Übergewicht fördert. Die Schlafstörungen bedingen darüber hinaus auch ein Absinken des Testosteronspiegels, was in Sachen Sexualfunktion nicht sehr förderlich ist, wie die Ausführung in verschiedenen vorhergehenden Kapiteln gezeigt haben. Kümmern Sie sich also um einen gesunden Schlaf. Das Ziel sollten sieben bis acht Stunden von guter Qualität sein.

Stress vermeiden

Bei Stress werden die Stresshormone Adrenalin, Noradrenalin und Cortisol vermehrt ins Blut abgegeben. Chronischer negativer Stress führt entsprechend auch zu dauerhaft erhöhten Cortisolspiegeln. Die lassen den Blutzuckerspiegel und den Insulinspiegel ansteigen, womit die Fettspeicherung weg vom Unterhautfettgewebe hin zum ektopen Fett in die Bauchhöhle und in anliegende Organe gelenkt wird. Das sind bekanntlich die schlechtesten Orte, um Fett zu speichern. Wer unter sexueller Dysfunktion leidet und erfolgreich abnehmen will, sollte deshalb versuchen, negativen Stress zu meiden oder ihn gezielt zu bekämpfen. Das könnte gelingen, indem man das Leben entschleunigt, Stressoren meidet und/oder indem man Techniken erlernt, mit denen man negative Stressreaktionen bekämpfen kann, zum Beispiel Yoga, Meditation oder andere Entspannungstechniken wie progressive Muskelentspannung oder autogenes Training. Auch sportliche Betätigung hilft bei der Stressbewältigung, da die entsprechenden Hormone durch körperliche Anstrengung schneller abgebaut werden.

Sonne tanken

Pflanzen gehen ohne Sonne ein – Menschen auch! Wenn wir uns den Sonnenstrahlen entziehen, wird ein wichtiges Hormon nicht produziert: das Vitamin D! Es ist eigentlich kein Vitamin, denn wir können es mithilfe der UVB-Strahlen der Sonne in unserer Haut selbst herstellen. Vielmehr ist es in seiner aktiven Form ein Hormon. Und es ist lebenswichtig, da es Tausende unterschiedlicher Gene in fast allen Zellen und Geweben aktiviert. In seiner aktivierten Form ist es nicht nur für gesunde Knochen wichtig, sondern für fast alle anderen Gewebe und Organe. So fördert Vitamin D Muskelkraft und Koordination und ist für die Steuerung des Immunsystems wichtig. Außerdem wirkt es entzündungshemmend. Für uns hier besonders wichtig: Mittels Vitamin D werden Gene in den Fett- und Muskelzellen aktiviert, um diese für das Insulinsignal zu sensibilisieren. Umgekehrt fördert ein Mangel an Vitamin D die Insulinresistenz und ist ein unabhängiger Risikofaktor für Übergewicht. Auch nicht ganz unbedeutend: Sonnenstrahlen lassen auch reichlich NO in unserem Körper entstehen, der wichtig für die Weitstellung der Blutgefäße ist.

Wir müssen uns für unsere Gesundheit also in die Sonne begeben, um ausreichend Vitamin D zu bilden. Dafür muss man sich im Sommerhalbjahr nur einige Male pro Woche bei hohem Sonnenstand mit weitgehend entblößter Haut und ohne Sonnenschutz der direkten Sonne aussetzen. Die Dauer hängt natürlich vom persönlichen Hauttyp ab, beispielsweise liegt der Eigenschutz bei Hauttyp 1 bei nur fünf bis zehn Minuten. Aber Vorsicht: Viel hilft auch hier nicht viel, denn Sonnenbrand ist ein Krebsrisiko. Deswegen ist es wichtig, dass Sie sich über Ihren Hauttyp informieren, bevor Sie sich ohne UV-Schutz den Sonnenstrahlen aussetzen (zum Beispiel hier: https://www.haut.de/haut/sonnenschutz/lichtschutz-hauttypen/). Wichtig zu wissen: Im Winterhalbjahr (Mitte Oktober bis Mitte April) steht die Sonne in hiesigen Breiten zu flach, um die notwendige Intensität zur Vitamin-D-Bildung auf der Haut zu erreichen. Dann sind wir entweder auf fetten Meeresfisch als beste Nahrungsquelle für Vitamin D oder auf Nahrungsergänzungsmittel angewiesen.

Kälte zulassen

Es gibt im Körper nicht nur weiße Fettzellen unter der Haut oder ektop gespeicherte in anderen Geweben. Im Bereich des Schlüsselbeins und Brustbeins sitzen sogenannte braune Fettzellen. Sie haben primär die Aufgabe, Fett zu verbrennen und dabei Körperwärme zu erzeugen. Erwachsene haben nur noch relativ wenig braune Fettzellen, aber Neugeborene und Säuglinge besitzen richtig viel davon, da sie auf eine konstant warme Körpertemperatur angewiesen sind. Um diese Zellen zu aktivieren, muss man Kälte an die Haut lassen. Dann können die braunen Fettzellen pro Tag bis zu 200 Kilokalorien als Wärme an die Umwelt abgeben. Das ist beachtlich. Setzen Sie sich also ruhig öfter mal der Kälte aus – vor allem im Bereich von Hals und Brust. Ein wenig Frösteln schadet nicht, sondern ist vorteilhaft! Damit knipst man die braunen Fettzellen an und hat einen weiteren Grund, im Winter weniger zu heizen.

Ein Lebensstil wie zu Urzeiten – mit Kälte- und Sonnenexposition und einem der Natur angepassten Biorhythmus – macht insulinsensitiv, hält schlank und fördert die Gesundheit!

TIPPS ZUM DURCHHALTEN

Aller Anfang ist schwer. Das stimmt. Aber wenn Sie sich erst einmal aufgerafft haben und anfangen, Ihr Leben umzukrempeln, fühlt sich das unglaublich gut an. Die Kilos purzeln zu Beginn relativ zügig und die körperliche Fitness bessert sich spürbar. Doch dann merken Sie, dass gar nicht der Anfang das Schwerste ist, sondern das Durchhalten. Sich ständig Gedanken übers Essen zu machen nervt nur noch und Ausschlafen entwickelt sich zu einer verlockenden Alternative zum Sport. Doch erfolgreich abnehmen durch gesunde Ernährung und die Integration von Bewegung in den Alltag ist kein kurzfristiges Projekt. Nur wenn Sie Ihr Leben tatsächlich langfristig gesünder gestalten, wird sich Erfolg einstellen.

Die gute und die gleichzeitig schlechte Nachricht ist, dass der Mensch ein Gewohnheitstier ist. Das macht es zunächst sehr schwierig, neue Verhaltensweisen langfristig zu etablieren. Wenn man das aber mal geschafft hat, sitzt es wiederum bombenfest. Es lohnt sich also, dranzubleiben. Hier ein paar Tipps für den Übergang zum »gesunden Gewohnheitstier«.

Partnersuche

Halten Sie Ausschau nach Mitstreitern, die in der gleichen Situation stecken wie Sie. Es hilft, wenn man nicht alleine auf weiter Flur kämpfen muss, sondern einen »Partner in crime« zur Seite hat. Sie können sich gegenseitig motivieren, Rezepte austauschen, einander an schlechten Tagen zuhören und sich gegenseitig auffangen. Außerdem ist die Schwelle, mal eben ein Training ausfallen zu lassen, viel höher, wenn jemand anderes davon auch betroffen wäre. Wenn Sie allerdings merken, dass Ihr Partner oder Ihre Partnerin Sie eher zum Faulenzen motiviert oder mit ständigem Genörgel runterzieht, sollten Sie sich lieber jemand anderen suchen.

Alles zu seiner Zeit

Jeder kennt das: Sonntagabend schaut man in den Terminkalender und sieht, dass Dienstag-, Donnerstag- und Freitagabend Zeit für Sport wäre. Am nächsten Tag rufen Freunde an, ob man sich nicht mal wieder treffen könne. Klar doch, wie wäre es am Donnerstag? Dann sollte man vielleicht vorher noch zum Friseur gehen, da bietet sich der Dienstagabend an. Schon sind zwei von drei angedachten Terminen weg. Das geht so schnell! Tragen Sie Sport als fixen Termin in den Kalender ein, dann ist dieser Zeitraum geblockt und geht viel seltener verloren, als wenn da eine Lücke wäre.

Schritt für Schritt

Setzen Sie sich kleine und gut schaffbare Etappenziele, schieben Sie das ganz große Ziel beiseite und konzentrieren Sie sich immer auf den nächsten Schritt. Sei es beim Sport wie auch beim Abnehmen. Nehmen wir Letzteres als Beispiel. Stellen Sie sich vor, Sie müssten 30 kg verlieren, um Normalgewicht zu erreichen. Dann denken Sie nicht daran, sondern stattdessen an das wöchentliche Ziel von einem Kilogramm Gewichtsverlust. Das zu erreichen wird am Anfang relativ einfach sein, aber es wird der Tag kommen, da funktioniert das nicht mehr. Dann setzt eine Plateauphase ein und das Abnehmen stagniert oder verläuft zumindest viel langsamer. Das ist völlig normal, und wenn Sie in der besagten Woche nur 300 g abgenommen haben, dann haben Sie Ihr Ziel eben um 700 g verpasst. Das ist nicht tragisch und kein Grund, den Kopf hängen zu lassen. Aber wenn Sie immer nur an Ihren Wunschgewichtsverlust von 30 kg denken und nach der Abnahme von beispielsweise 9 kg eine Plateauphase einsetzt, dann sind Sie immer noch 21 kg vom Ziel entfernt. Das frustriert und die Gefahr, dass Sie deshalb aufgeben und das Erreichte aufs Spiel setzen, ist groß.
Das Prinzip Etappenziele funktioniert mit Sporteinheiten ganz genauso wie beim Abnehmen. Fangen Sie mit gut machbaren Einheiten an, beispielweise drei Minuten joggen und eine Minute gehen. Steigern Sie sich allmählich und irgendwann schaffen Sie tatsächlich zehn Kilometer am Stück und finden es auch noch toll.

Erfolgsprämie sichern

Wie wichtig kleine, realistische Etappenziele sind, wurde im vorherigen Punkt schon ausgeführt. Sie schützen aber nicht nur davor, alles hinzuwerfen, sondern fördern auch Ihr Selbstbewusstsein – wenn Sie das Erreichte bewusst als Erfolg wahrnehmen. Dieses Selbstbewusstsein wird zunächst nur ein zartes Pflänzchen sein, das jedoch mit jeder neu erreichten Stufe wachsen und Sie unempfindlicher gegen Rückschläge machen wird. Belohnen Sie sich selbst für Ihre Leistungen, nehmen Sie sie nicht als selbstverständlich. Essen allerdings sollte zumindest in der Anfangsphase nicht der Lohn sein, aber zum Beispiel ein neues Kleid, ein Kinoabend oder ein schöner Ausflug. Jeder Mensch hat da seine individuellen Vorlieben, finden Sie Ihre heraus. Zudem hilft es, Ihren eigenen Fortschritt zu visualisieren, beispielsweise durch Smiley-Buttons in einem Kalender, immer wenn die Wochenvorgabe erreicht wurde.

Konstruktive Fehlerkultur

Es wird auch Rückschläge geben, sie gehören dazu. Lehnen Sie sich kurz zurück, natürlich dürfen Sie auch genervt und gefrustet sein, aber nicht zu lange. Richten Sie sich auf, rücken Sie das Krönchen gerade und weiter geht's. Aber analysieren Sie, warum Ihr Wochenziel verfehlt wurde. Vielleicht haben Sie keinen Fehler gemacht, und es ist halt mal so. Aber vielleicht haben Sie Ihre Trainingsziele nicht richtig angepasst, zu wenig auf Schlaf geachtet oder waren doch an der ein oder anderen Stelle mit dem Essen zu unvorsichtig gewesen. Grämen Sie sich nicht, haken Sie das ab, aber machen Sie es in der kommenden Woche wieder besser. Dann wartet bestimmt wieder ein Erfolg auf Sie. Fehler darf man machen, aber man muss aus ihnen lernen.

Achtsam essen

Schenken Sie Ihrem Essen – sowohl der Nahrung selbst als auch dem Vorgang – die Beachtung, die es verdient. Ab jetzt heißt es: Mahlzeiten bewusst genießen und nichts mehr nebenher mal schnell in den Mund stopfen. Dazu gehören feste Essenszeiten, aber auch die Aneignung von Wissen, um sich auf Dauer von strikten und irgendwann langweilig werdenden Ernährungsplänen zu lösen. Denn daran scheitern viele Abnehmwillige – an der Monotonie und an den Vorgaben. Werden Sie selbstständig. Wenn Sie verstehen und verinnerlichen, wie eine gesunde Ernährung funktioniert, dann können Sie auch wieder entspannter eine Speisekarte in die Hand nehmen oder den Korb fürs Sonntagspicknick packen.

Allerdings ist jeder Motivationstipp hinfällig, wenn Sie sich nicht bewusst machen, in welchen Situationen Sie zum Essen greifen. Ist es wirklich Hunger oder ist es Langeweile, Frust oder Traurigkeit? Wenn die letzten Punkte zutreffen, müssen Sie zum einen versuchen, die Ursachen dafür zu beheben, und zum anderen Alternativverhalten für das schädliche Essverhalten finden.

Steter Tropfen höhlt den Stein

Es muss nicht immer die große Sporteinheit sein, die manchmal wie ein Damoklesschwert über einem hängt und mit An- und Abreise, Umziehen und Duschen schnell mal zwei Stunden beansprucht. Bauen Sie Bewegung gezielt in den Alltag ein. Fahren Sie mit dem Fahrrad statt mit dem Auto. Aufzüge sind zukünftig tabu, Rolltreppen selbstverständlich auch. Sie kommen nur mit dem Auto zur Arbeit? Dann parken Sie mehrere Straßen weit weg und gehen den Rest zu Fuß. Sie sitzen viel am Schreibtisch? Dann besorgen Sie sich ein Stehpult, wechseln Sie regelmäßig zwischen Stehen und Sitzen. In der Mittagspause gehen Sie zügig 20 Minuten lang um den Block.

All das sind nur Beispiele, die zeigen: **Bewegung ist immer machbar.** Fordernder Sport und Muskelaufbau sind extrem wichtig, aber bevor man an manchen Tagen nichts macht, lieber auf die Alltagsbewegung ausweichen. Sie werden merken, irgendwann brauchen Sie ausreichend Bewegung wie ein Fisch das Wasser und Sie müssen gar nicht mehr nachdenken oder sich überwinden. Der Mensch ist – wie gesagt – ein Gewohnheitstier. Wir sind sicher, dass auch Sie zahlreiche Möglichkeiten in Ihrem Alltag finden.

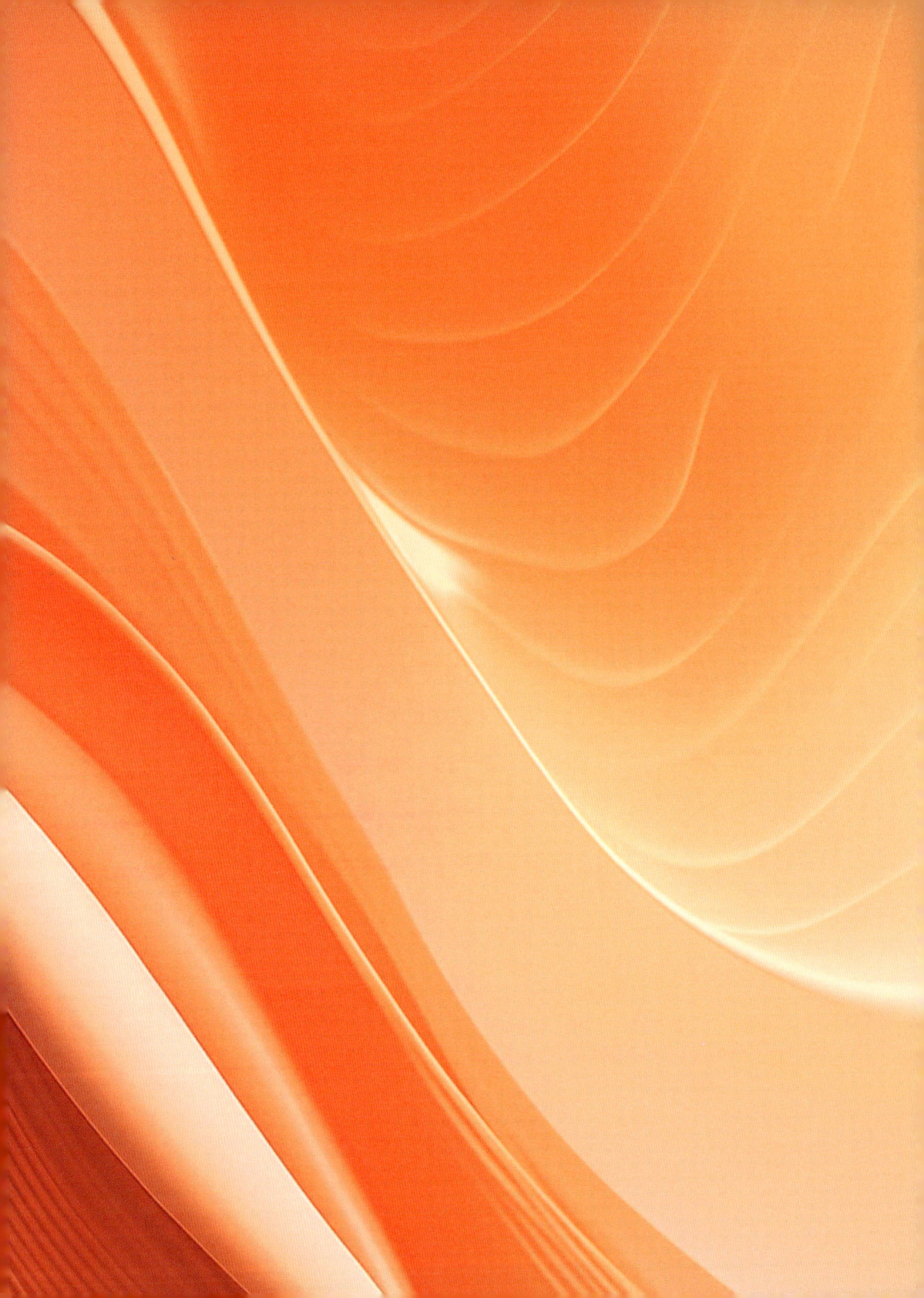

ÜBUNGEN

Auf den folgenden Seiten stellen wir
Ihnen Übungen vor, die Sie leicht in Ihren Alltag
integrieren können. Zu den dazugehörigen Video-
anleitungen gelangen Sie über den Link
www.gu.de/liebe-leichter_videos/ oder über
folgenden QR-Code:

5 Zirkel für die Fitness

Aller Anfang ist schwer. Das gilt für viele Dinge, aber für Sport eigentlich nicht. Beginnen Sie gleich heute. Hier habe ich Ihnen als Anregung fünf verschiedene Übungszirkel zusammengestellt, die jeweils gerade einmal 15 bis 20 Minuten Ihrer Zeit in Anspruch nehmen.

Schwierigkeitsgrad: Zirkel Nummer 1 ist für absolute Sportanfänger, Menschen mit Gelenkproblemen oder deutlich übergewichtige Menschen geeignet. Wenn man schon fitter ist, bieten sich Zirkel 2 bis 4 an. Wer sich richtig fordern und sein Herz-Kreislauf-System in Schwung bringen möchte, ist mit Zirkel 5 gut beraten. Wichtig ist vor allem zu Beginn: Überfordern Sie sich nicht. Lassen Sie Ihrem Körper Zeit, sich an die Belastung anzupassen. Dann werden Sie auch nicht nach kurzer Zeit frustriert hinwerfen, können deutlich Ihre Fortschritte sehen – und sich darüber freuen.

Aufbau für alle Zirkel gleich: Warm-up 1 Minute → 4 verschiedene Fitnessübungen à 12 Wiederholungen → insgesamt 3 Runden.

Pausen: zu Beginn 30 Sekunden zwischen den einzelnen Fitnessübungen und 1 Minute zwischen den Runden.

Steigerung: Wenn ein Zirkel Sie nicht mehr fordert, wird es Zeit, etwas zu ändern, da sonst der Trainingseffekt ausbleibt. Sie haben verschiedene Optionen, ein Training abwechslungsreicher zu gestalten:

- Erhöhen Sie die Anzahl der Wiederholungen der einzelnen Übungen, beispielsweise von 12 Wiederholungen auf 20.
- Verkürzen Sie die Pause zwischen den einzelnen Übungen, aber auch zwischen den Runden. Beispiel: 10 Sekunden Pause zwischen den Übungen und 20 Sekunden zwischen den Runden.
- Verlängern Sie das Warm-up beispielsweise auf 2 Minuten.
- Wechseln Sie in den nächsten Zirkel.

Häufigkeit: Sie können völlig unbedenklich jeden Tag einen Zirkel durchführen. Steter Tropfen höhlt den Stein. Jede einzelne fordernde Sporteinheit wird dafür sorgen, dass Ihre Ausdauer, Muskelkraft und infolgedessen Ihr Hormonhaushalt sich ein Stück verbessern.

Übungszirkel 1

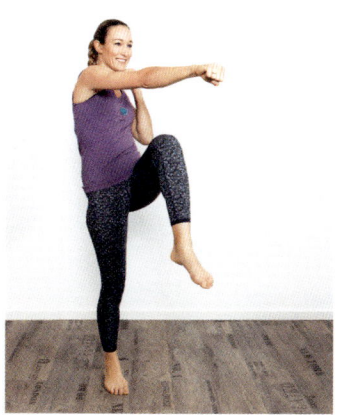

Übung 1 (Warm-up)

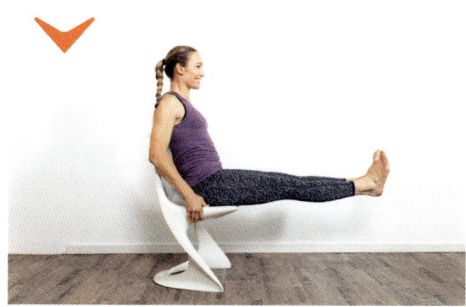

Übung 2

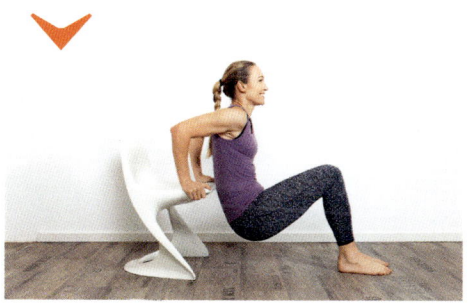

Übung 3

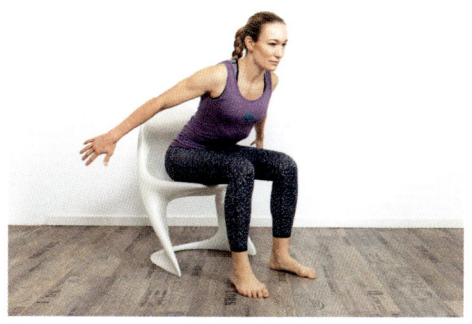

Übung 5

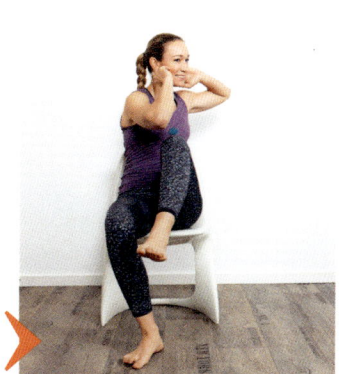

Übung 4

Übungszirkel 2

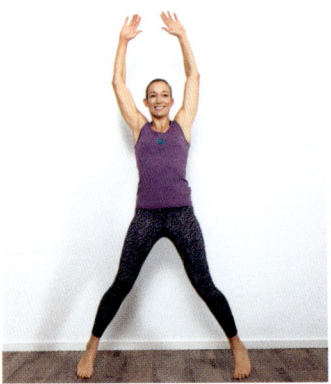

Übung 1 (Warm-up)

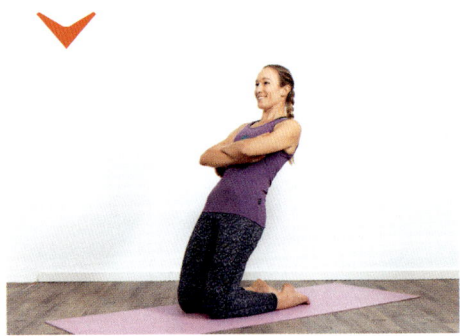

Übung 2

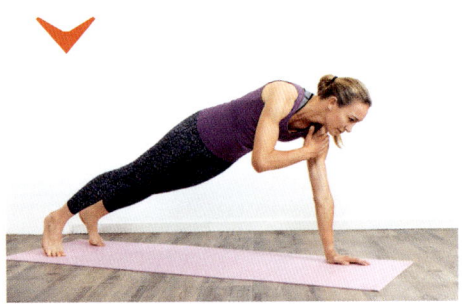

Übung 3

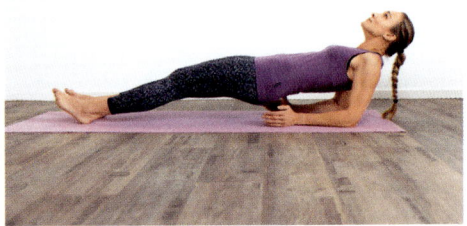

Übung 5

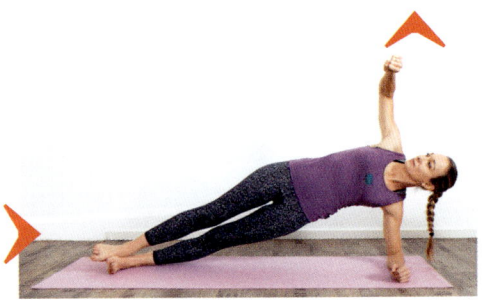

Übung 4

Übungszirkel 3

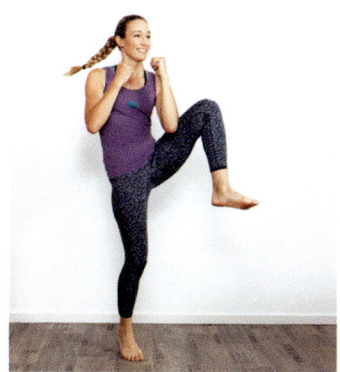

Übung 1 (Warm-up)

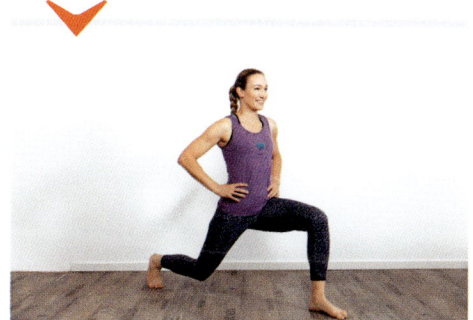

Übung 2

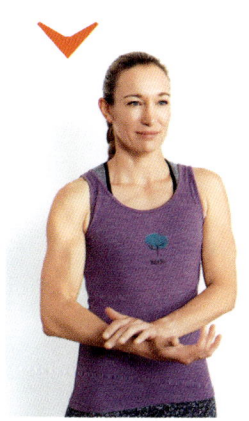

Übung 3

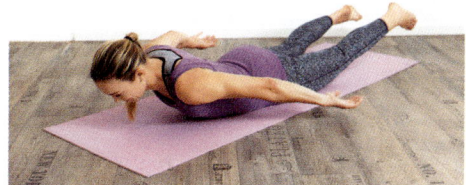

Übung 5

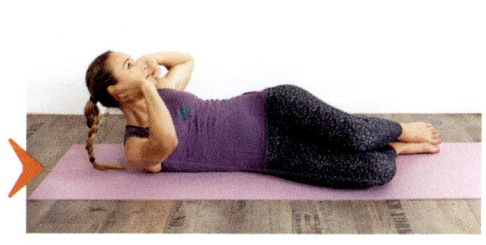

Übung 4

Übungszirkel 4

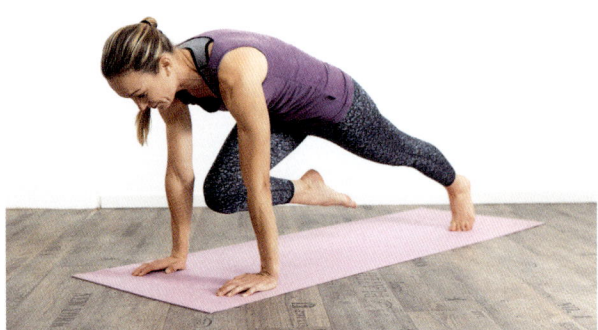

Übung 1 (Warm-up)

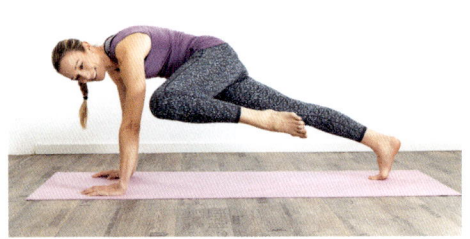
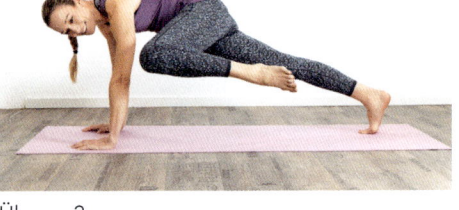

Übung 2

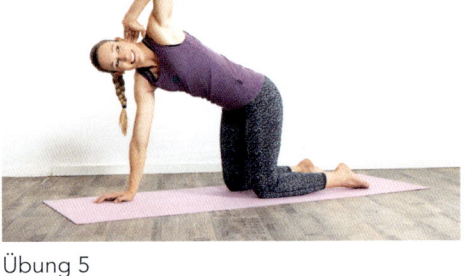

Übung 5

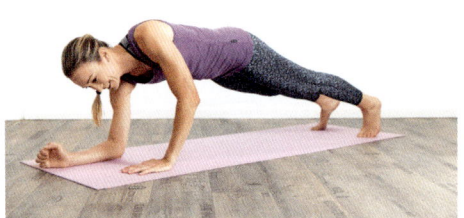

Übung 3

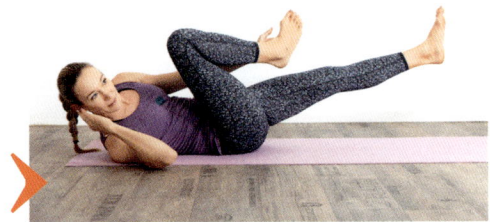

Übung 4

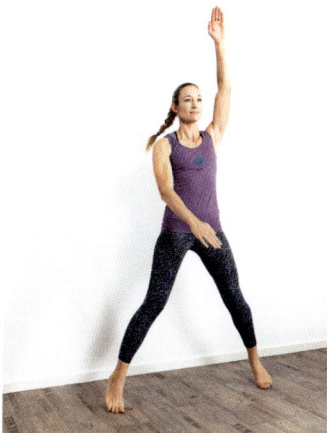

Übung 1 (Warm-up)

Übungszirkel 5

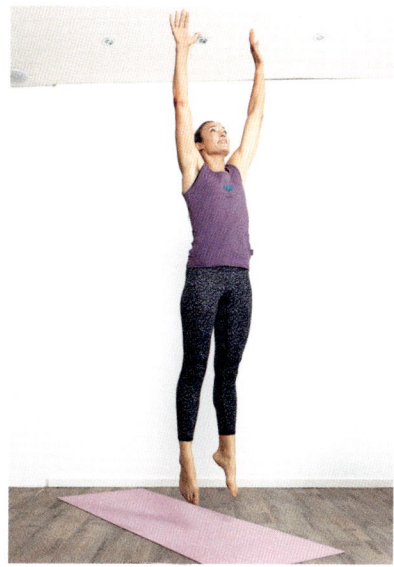

Übung 5

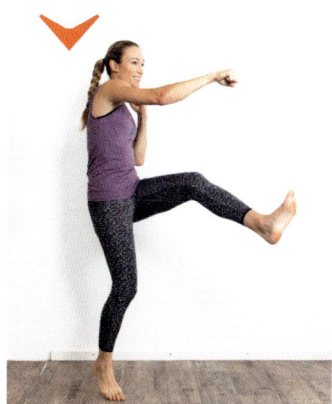

Übung 2

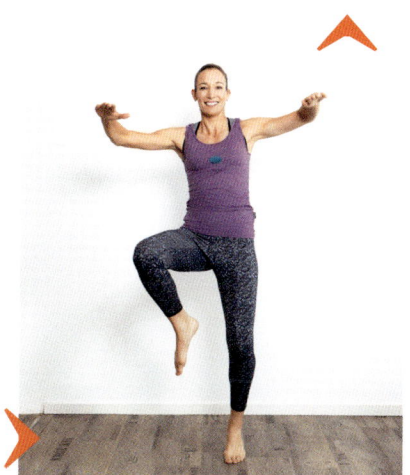

Übung 4

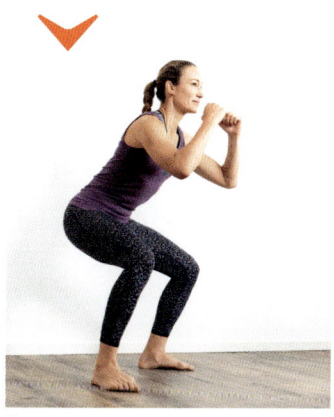

Übung 3

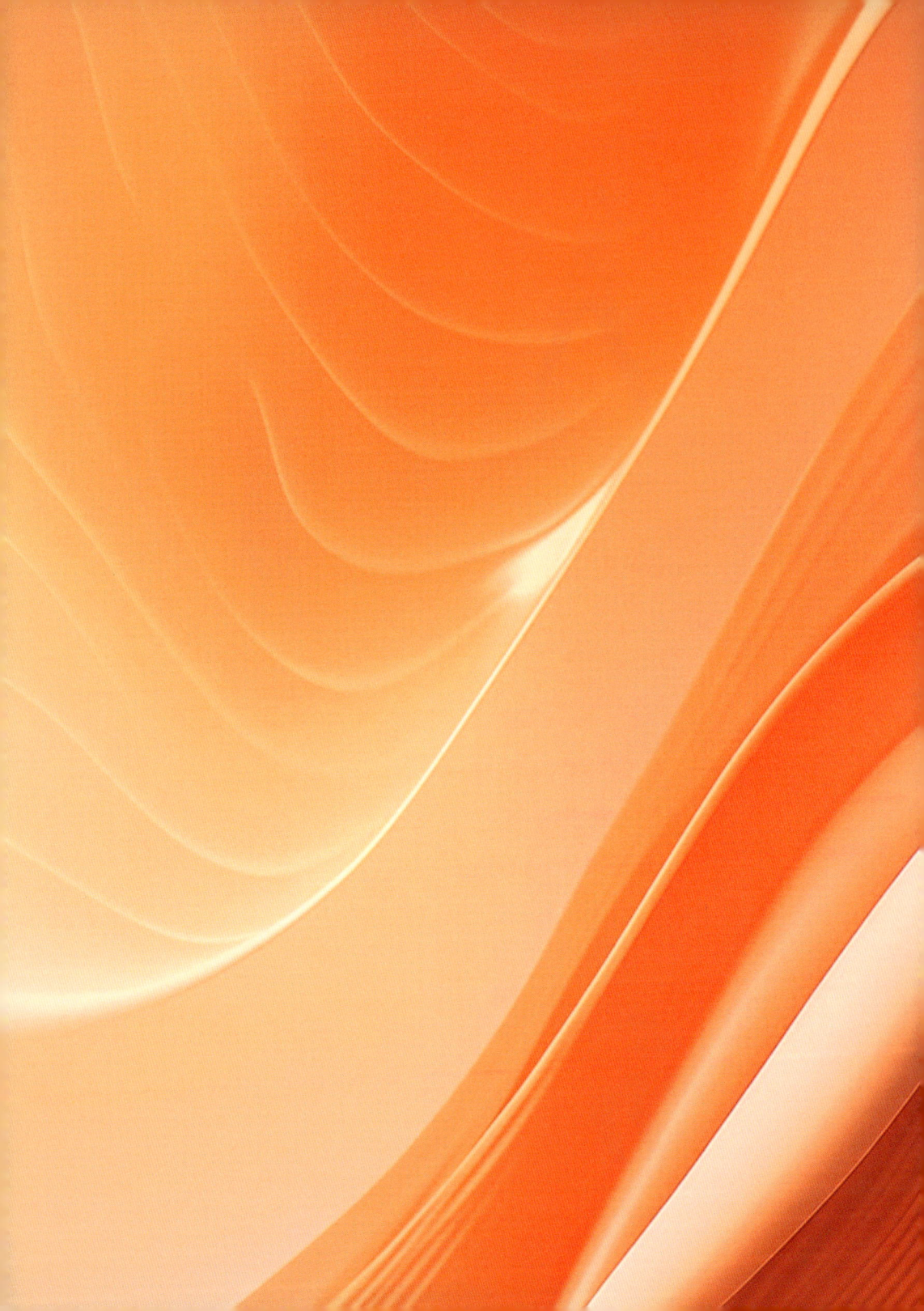

REZEPTE

Birchermüsli mit Pfirsich

1. Am Vortag Haferflocken, Milch und 150 ml Wasser in einer Schüssel verrühren und ca. 12 Std. oder über Nacht abgedeckt im Kühlschrank quellen lassen. Die Haselnüsse grob hacken und in einer beschichteten Pfanne ohne Fett kurz anrösten, bis sie leicht gebräunt sind und duften. Vom Herd nehmen.

2. Am nächsten Morgen den Apfel waschen, vierteln und entkernen. Die Viertel auf einer Gemüsereibe grob raspeln. Apfelraspel, Rosinen, Joghurt und geröstete Haselnüsse unter die eingeweichten Haferflocken rühren. Das Müsli 5–10 Min. durchziehen lassen.

3. Pfirsich waschen, halbieren und entkernen. Die Hälften in dünne Spalten schneiden. Das Müsli auf zwei Schalen verteilen und die Pfirsiche darauf anrichten. Mit je 1 TL Honig beträufeln und servieren.

Für 2 Personen
Zubereitung: 25 Min.
Quellen 12 Stunden
Pro Portion ca. 400 kcal, 13 g EW, 15 g F, 51 g KH

75 g kernige Haferflocken

150 ml Milch
(ersatzweise Haferdrink)

20 g Haselnusskerne

1 kleiner Apfel
(oder ein halber großer Apfel)

1 EL Rosinen
(ersatzweise getrocknete Cranberrys)

200 g Joghurt (3,5 % Fett)

1 Pfirsiche

2 TL flüssiger Honig

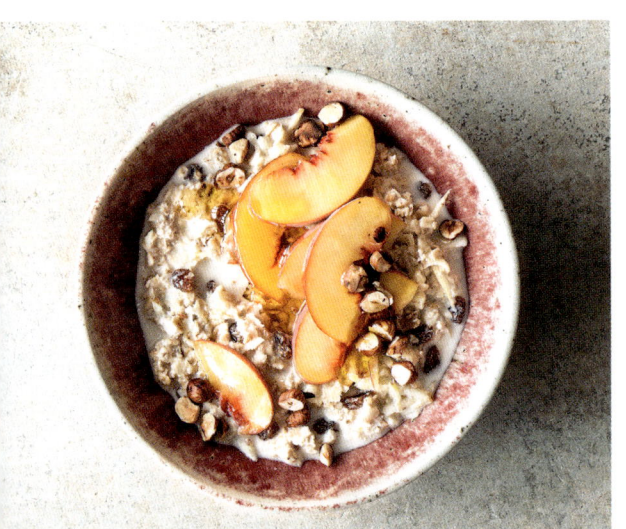

Tipp

Pfirsiche gibt es nur kurze Zeit im Jahr. In Herbst, Winter und Frühling können Sie auf tiefgefrorene Beeren zurückgreifen, wenn Ihnen der Sinn nach Müsli mit Früchten steht.

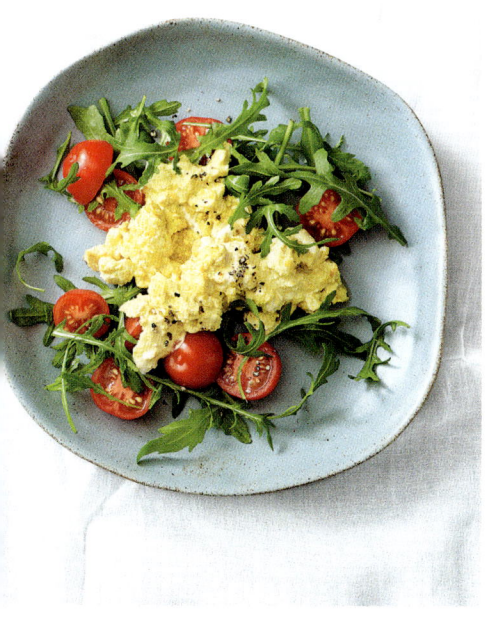

Rührei-Tofu mit Tomaten und Rucola

1. Den Tofu mit den Händen in eine Schüssel bröseln. Zwiebel und Knoblauch schälen und sehr fein hacken. Das Öl in einer großen Pfanne erhitzen. Tofu, Zwiebel und Knoblauch darin bei mittlerer bis großer Hitze ca. 7 Min. unter Rühren anbraten.

2. Inzwischen die Tomaten waschen und halbieren. Den Rucola verlesen, waschen und gut trockenschleudern. Rucola und Tomaten auf zwei Teller verteilen.

3. Den Tofu mit Kurkuma, Kala Namak, Pfeffer und Chili würzen und nochmals gut vermischen. Den Joghurt unterrühren und den Rührei-Tofu auf dem Rucola anrichten. Nach Belieben noch mit Olivenöl beträufeln und sofort servieren.

Für 2 Personen
Zubereitung: 25 Min.
Pro Portion ca. 210 kcal, 14 g EW, 13 g F, 9 g KH

200 g Tofu
1 Zwiebel
1 Knoblauchzehe
1 EL Öl
200 g Kirschtomaten
50 g Rucola
½ TL gemahlene Kurkuma
½ TL Kala Namak
schwarzer Pfeffer
1 Msp. Chilipulver
60 g Sojajoghurt
1 Schuss Olivenöl (nach Belieben)

Shakshuka

1. Zwiebel und Knoblauch schälen und fein würfeln. Paprika waschen, weiße Trennwände und Kerne entfernen und in kleine Würfel schneiden. In der Pfanne 1 EL Öl erhitzen, Zwiebel- und Knoblauchwürfel darin glasig dünsten. Die Paprika zugeben und kurz mitdünsten.

2. Die Tomaten in der Dose mit einem Messer etwas zerkleinern und in die Pfanne geben. Harissa, Kreuzkümmel und 1 Prise Salz unterrühren. Die Sauce offen bei schwacher bis mittlerer Hitze in ca. 20 Min. cremig einkochen lassen, dabei gelegentlich umrühren.

3. Inzwischen das Koriandergrün waschen und trocken schütteln. Die Blätter abzupfen und etwas kleiner zupfen.

4. Die Tomatensauce mit Salz und eventuell Harissa herzhaft abschmecken. Mit einem Esslöffel zwei Mulden in die Sauce drücken und je 1 Ei hineinschlagen. Die Eier bei sehr schwacher Hitze 10–15 Min. in der Sauce stocken lassen. Dabei die Pfanne eventuell mit einem Deckel abdecken und darauf achten, dass die Sauce nicht am Pfannenboden anbrennt.

5. Sobald die Eier gestockt sind, die Shakshuka mit dem restlichen Olivenöl beträufeln. Mit Koriandergrün und Schwarzkümmel bestreuen und servieren.

Für 2 Personen
Zubereitung: 1 Std.
Pro Portion ca. 195 kcal, 11 g EW, 12 g F, 10 g KH

1 kleine Zwiebel
1 kleine Knoblauchzehe
1 rote Spitzpaprika
(oder 1/2 rote Paprika)
1 EL Olivenöl
1 Dose geschälte Tomaten (400 g)
1 TL Harissa (scharfe Würzpaste)
1/2 TL gemahlener Kreuzkümmel
Salz
2 Stängel Koriandergrün
(ersatzweise glatte Petersilie)
2 Eier (M)
1/2 TL Schwarzkümmel

Außerdem
gusseiserne oder beschichtete Pfanne (24 cm ø)

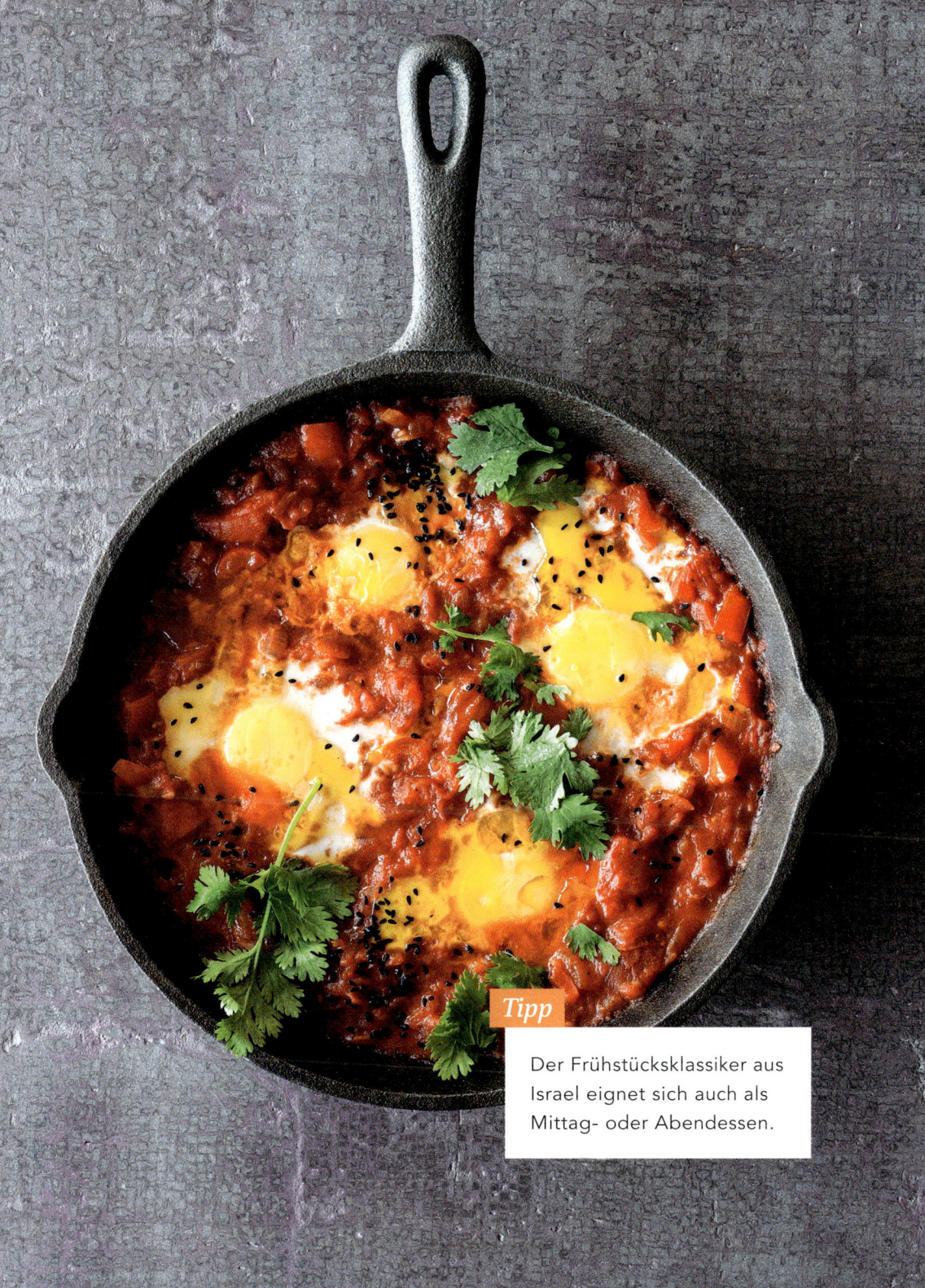

Tipp

Der Frühstücksklassiker aus Israel eignet sich auch als Mittag- oder Abendessen.

Beeren-Smoothie-Bowl mit Kernen

1. Die Rote Bete grob würfeln. Ingwer schälen und reiben. Den Spinat verlesen, abbrausen und trocken schütteln. Die Banane schälen und in grobe Stücke schneiden. Die Beeren verlesen, kurz abbrausen und abtropfen lassen. 100 g Beeren zum Garnieren beiseitelegen.

2. Rote Bete, Banane, Beeren, Ingwer, Spinat und Zitronensaft in den Standmixer geben und mit der Buttermilch auffüllen. Die Zutaten im Mixer zuerst auf niedriger, dann auf höchster Stufe fein pürieren.

3. Für das Topping die Mandeln sowie die Sonnenblumen- und Kürbiskerne in einer beschichteten Pfanne ohne Fett rösten, bis sie duften, dann kurz abkühlen lassen. Smoothie in zwei große Schalen (Bowls) geben, mit Flocken, gerösteten Kernen sowie übrigen Beeren dekorativ anrichten.

Für 2 Personen
Zubereitung: 20 Min.
Pro Portion ca. 350 kcal, 14 g EW, 10 g F, 49 g KH

100 g vorgegarte Rote Bete (vakuumiert)
1 Stück Ingwer (ca. 1,5 cm lang)
40 g Baby-Blattspinat
1 Banane
300 g Beeren (z. B. Heidelbeeren, Brombeeren, Himbeeren)
1 EL Zitronensaft
300 ml Buttermilch (max. 1 % Fett)
1 EL Mandelblättchen
1 EL Sonnenblumenkerne
1 EL Kürbiskerne
3 EL kernige Haferflocken

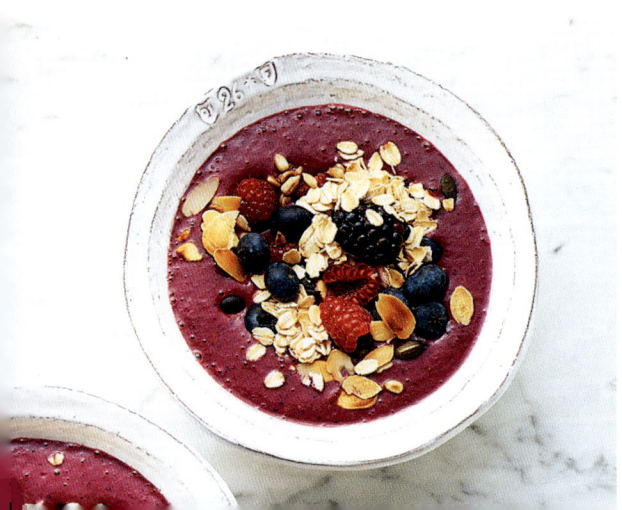

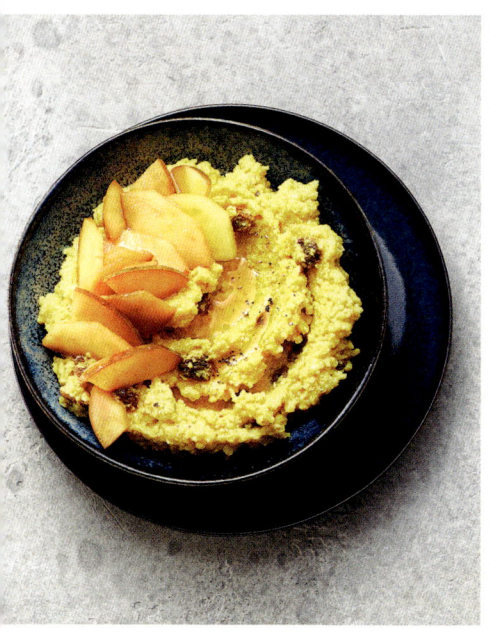

Goldene-Milch-Porridge

1. Birne waschen, vierteln, entkernen und quer in dünne Scheiben schneiden. In einem hohen Rührbecher den Pflanzendrink mit Kurkuma, 1 Prise Pfeffer und den Datteln mit dem Pürierstab fein pürieren. Alles mit den Birnenscheiben in einem kleinen Topf langsam erwärmen und bei kleiner Hitze ca. 5 Min. garen. Die Birnen mit einem Schaumlöffel herausnehmen und beiseitestellen.

2. Flocken und Rosinen in den Topf geben, alles unter Rühren aufkochen. Die Hitze reduzieren und das Porridge bei kleiner Hitze noch ca. 5 Min. unter Rühren quellen lassen. Zum Servieren auf Schalen verteilen, mit den beiseitegestellten Birnen garnieren und mit je 1 TL Leinöl beträufeln.

Für 2 Personen

Zubereitung: 20 Min.

Pro Portion ca. 275 kcal, 4 g EW, 9 g F, 44 g KH

1 Birne

350 ml ungesüßter Pflanzendrink nach Wahl (z. B. Kokos- oder Sesamdrink)

1/2 TL gemahlene Kurkuma

Pfeffer

2 getr. Soft-Datteln

75 g Hirseflocken

2 TL Rosinen

2 TL Leinöl

Nuss-Saaten-Brot

1. Am Vortag alle Zutaten mit 340 ml Wasser in einer Rührschüssel sehr gut mischen. Die Brotmasse dann mit den Händen kompakt in die Schüssel drücken und abgedeckt mindestens 6, am besten aber 24 Std. ruhen lassen.

2. Am nächsten Tag den Backofen auf 190° vorheizen. Die Form mit Backpapier auslegen. Den Teig in die Form füllen, mit angefeuchteten Händen fest in die Form drücken, sodass keine Luftlöcher entstehen. Das Brot im Ofen (Mitte) ca. 25 Min. backen.

3. Das Brot auf ein Backblech stürzen und im Ofen (Mitte) weitere 30 Min. backen.

4. Das Brot herausnehmen und auf einem Kuchengitter vollständig abkühlen lassen, erst dann mit einem scharfen Messer Scheiben abschneiden.

Für 1 Kastenform
(ca. 32 cm lang; 30 Scheiben)
Zubereitung: 15 Min.
Ruhen: 1 Tag
Backen: 55 Min.
Pro Scheibe ca. 95 kcal, 3 g EW, 7 g F, 5 g KH

120 g Haselnusskerne
120 g Sonnenblumenkerne
70 g Leinsamen
150 g kernige Haferflocken
30 g heller Sesam
3 EL Olivenöl
4 EL gemahlene Flohsamenschalen
1 TL Salz
1 TL Reissirup
30 g Buchweizen

Tipp

Zum Frühstück eignet sich als Brotaufstrich Magerquark – mal mit Gewürzen verfeinert (zum Beispiel mit Salz, Pfeffer, Paprika, Kreuzkümmel oder Kurkuma), mal mit Gurken- oder Tomatenscheiben belegt oder mit Kräutern bestreut. Etwas Gurke und Knoblauch fein gehackt und mit dem Quark vermischt, ergibt ein leckeres Zaziki. Das Nuss-Saaten-Brot passt aber auch gut als Beilage zu Salaten und Suppen.

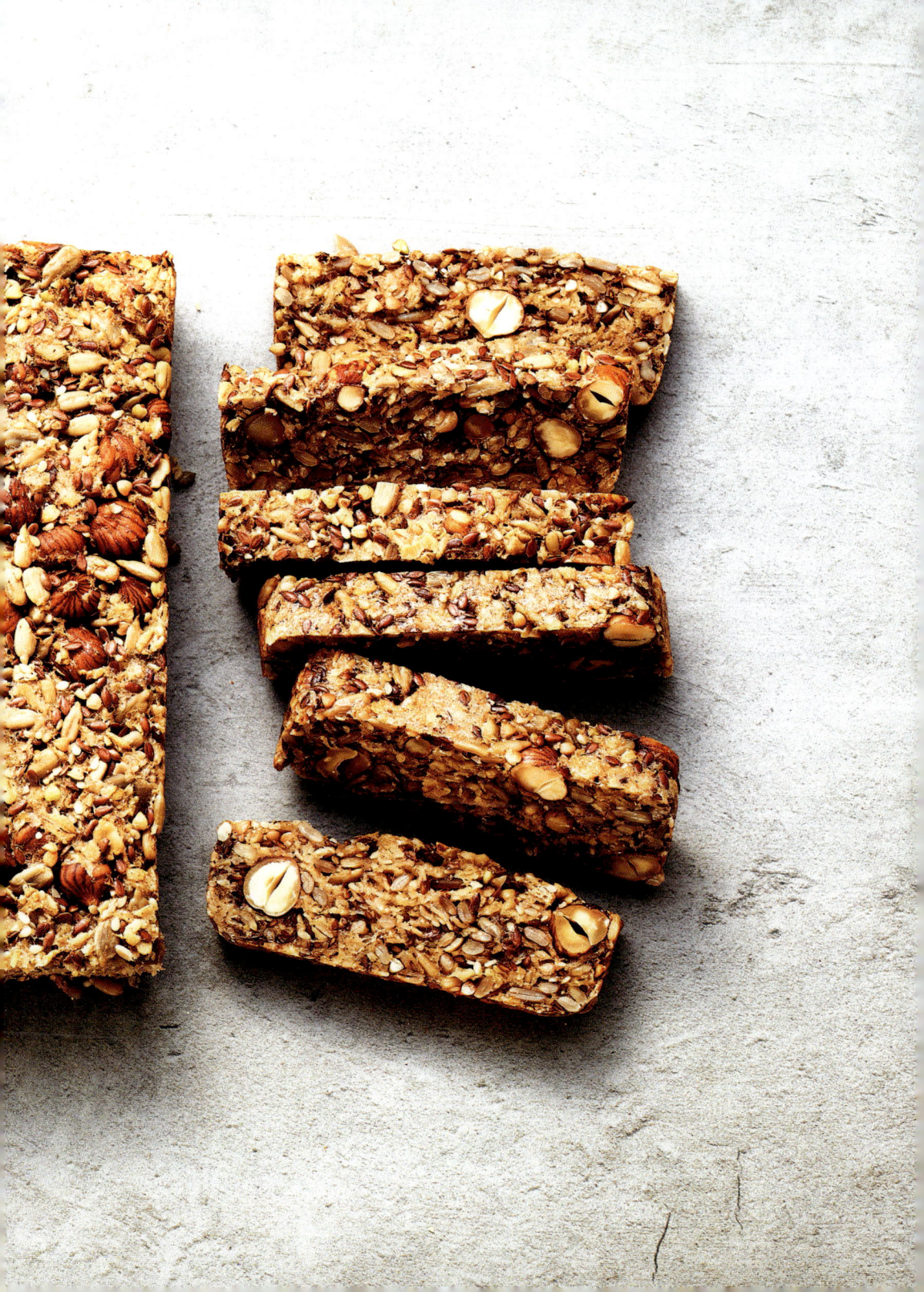

Rotkohl-Kichererbsen-Salat mit Ei

1. Eier in einen Topf mit kaltem Wasser geben und aufkochen lassen. Sobald es kocht, die Eier 8–10 Min. hart kochen, abschrecken, leicht abkühlen lassen, pellen und längs vierteln.

2. Währenddessen den Rotkohl putzen, waschen und auf dem Gemüsehobel in dünne Streifen hobeln. Rotkohlstreifen in eine Schüssel geben und mit ½ TL Salz gründlich verkneten (Handschuhe tragen). Streifen 10 Min. ziehen lassen, dann abgießen und mit dem Öl mischen.

3. Den Spinat waschen, trocken schütteln. Die Kichererbsen in ein Sieb abgießen und abspülen. Die Zwiebel schälen, halbieren und in feine halbe Ringe schneiden.

4. Aus Joghurt und Orangensaft ein Dressing anrühren und kräftig mit Salz und Pfeffer würzen. Blattspinat, Kichererbsen und Zwiebelringe in der Schüssel mit dem Rotkohl vermischen.

5. Die Mischung auf zwei Teller verteilen, die Eier darauf anrichten und mit dem Dressing beträufelt servieren.

Für 2 Portionen
Zubereitung: 20 Min.
Pro Portion ca. 446 kcal, 29 g E, 24 g F, 23 g KH

4 Eier (L)
200 g Rotkohl
Salz
1 EL Olivenöl
125 g Babyspinat
150 g Kichererbsen (Konserve, Abtropfgewicht)
1 kleine rote Zwiebel
75 g Joghurt (3,5 % Fett)
50 ml Orangensaft
Pfeffer

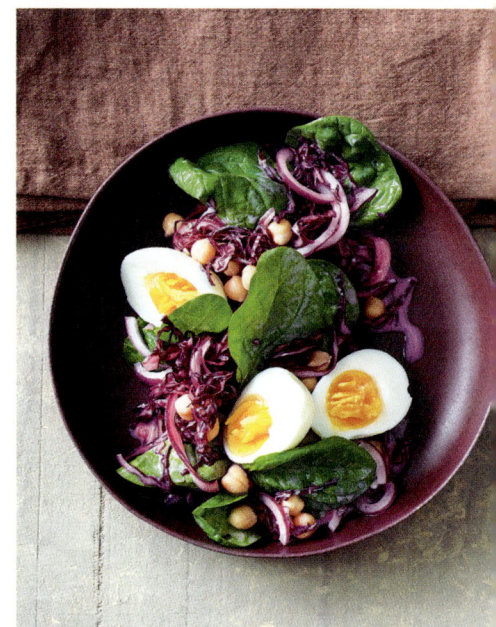

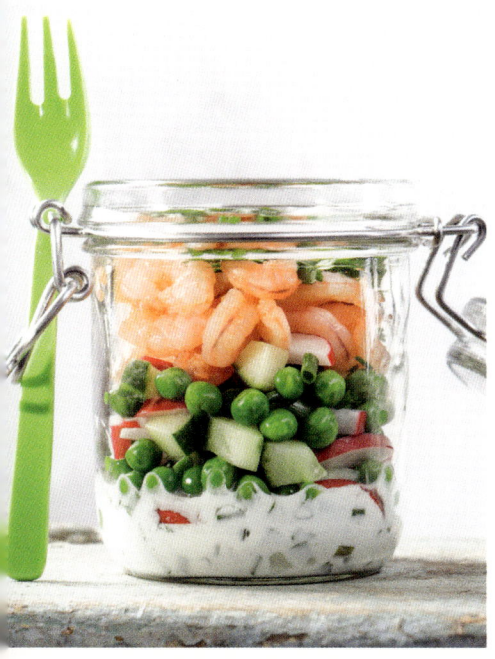

Grüner Krabbensalat

1. TK-Erbsen in einer hitzebeständigen Schüssel mit kochendem Wasser übergießen, ca. 5 Min. ziehen lassen. Unter kaltem Wasser abbrausen, abtropfen lassen. Inzwischen Gurke waschen, längs vierteln, Kerne mit einem Löffel herausschaben. Gurkenviertel klein würfeln. Radieschen waschen, putzen und in Stifte schneiden oder raspeln.

2. Kräuter waschen, trocken schütteln, von einem Drittel Kerbel Blättchen abzupfen und fein hacken. Schnittlauch in Röllchen schneiden. Beides mit der sauren Sahne verrühren. Zitrone heiß waschen, abtrocknen, Schale fein abreiben, Saft auspressen. Schale und 1 EL Saft mit dem Essig unter die saure Sahne rühren, kräftig mit Salz und Pfeffer würzen.

3. Die Kräutercreme auf zwei Schraubgläser (à ca. 600 ml Inhalt) verteilen, darauf die Erbsen, dann die Radieschen und zuletzt die Gurke geben. Krabben in einem Sieb kalt abbrausen, trocken tupfen und dazugeben. Übrigen Kerbel klein zupfen und obenauf legen. Gläser (bei Bedarf über Nacht) kühl stellen. Zum Essen den Salat in einen Teller geben und gut durchmischen.

Für 2 Portionen

Zubereitung:szeit: 15 Min.

Pro Portion ca. 260 kcal, 29 g E, 10 g F, 13 g KH

120 g TK-Erbsen

1 Bio-Mini-Salatgurke

1 kleines Bund Radieschen

2 Handvoll Kerbel

½ Bund Schnittlauch

150 g saure Sahne

½ Bio-Zitrone

1 EL Weißweinessig

Salz

Pfeffer

200 g gegarte geschälte Krabben (ersatzweise Garnelen)

Endivien-Grapefruit-Salat mit Tofu-Dressing

1. Den Salat in Blätter teilen, putzen, waschen und trocken schleudern. Die Blätter quer in 2–3 cm breite Streifen schneiden. Den Sellerie putzen, waschen, das Grün beiseitelegen, die Stangen schräg in dünne Scheiben schneiden. Die Pilze putzen, bei Bedarf mit einem Tuch abreiben, je nach Größe längs halbieren oder vierteln und quer in 3–4 cm breite Stücke schneiden.

2. Die Grapefruit so schälen, dass die weiße Haut vollständig entfernt wird. Die Filets zwischen den Trennhäuten herausschneiden, dabei den austretenden Saft auffangen. Den Tofu mit 4 EL aufgefangenem Grapefruitsaft, Salz, Pfeffer und Cayennepfeffer in einen hohen Rührbecher geben und mit dem Pürierstab cremig pürieren. Raps- und Walnussöl nach und nach untermixen. Das Dressing in einer Salatschüssel mit Endivien, Sellerie und Grapefruitfilets vorsichtig mischen, dann auf Teller verteilen.

3. Die Pilze in einer großen Pfanne im Olivenöl portionsweise bei mittlerer bis starker Hitze in 3–4 Min. unter Wenden goldbraun braten, salzen und pfeffern. Herausnehmen und auf dem Salat anrichten. Zum Servieren das beiseitegelegte Selleriegrün grob zerzupfen und darüberstreuen.

Für 2 Personen
Zubereitung: 35 Min.
Pro Portion ca. 285 kcal, 11 g EW, 20 g F, 14 g KH

¼ Endiviensalat (ca. 150 g)
125 g Staudensellerie
200 g kleine Kräuterseitlinge (ersatzweise Champignons)
1 kleine rosa Grapefruit
150 g Seidentofu
Salz
Pfeffer
1 Msp. Cayennepfeffer
1 EL Rapsöl
½ EL Walnussöl
2 EL Olivenöl

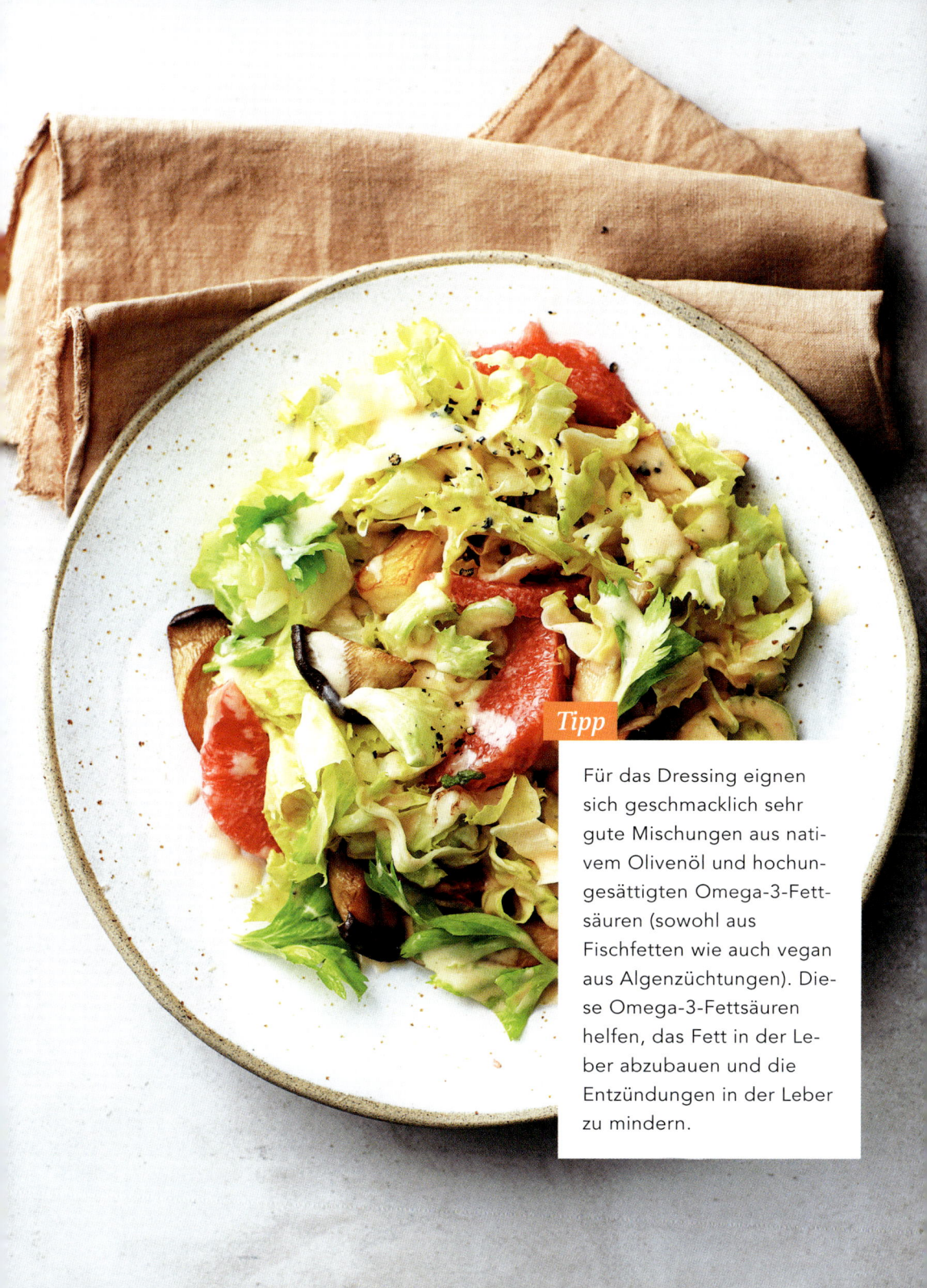

Tipp

Für das Dressing eignen sich geschmacklich sehr gute Mischungen aus nativem Olivenöl und hochungesättigten Omega-3-Fettsäuren (sowohl aus Fischfetten wie auch vegan aus Algenzüchtungen). Diese Omega-3-Fettsäuren helfen, das Fett in der Leber abzubauen und die Entzündungen in der Leber zu mindern.

Kalte Avocado-Buttermilch-Suppe

1. Die Gurke waschen, halbieren, entkernen und grob würfeln. Avocado ggf. entkernen, das Fruchtfleisch aus der Schale lösen. Dill waschen, trocken schütteln, Spitzen abzupfen. Einige Spitzen zum Garnieren beiseitelegen.

2. Übrigen Dill mit Gurke, Avocado und Zitronensaft in einen hohen Rührbecher geben. Buttermilch dazugießen und alles mit dem Pürierstab fein pürieren. Mit Essig, Salz und Pfeffer würzen und die Suppe mind. 1 Std. kühl stellen.

3. Zum Servieren die Sonnenblumenkerne in einer Pfanne ohne Fett bei mittlerer Hitze in ca. 5 Min. goldbraun rösten. Herausnehmen und abkühlen lassen. Die Radieschen putzen, waschen und in dünne Scheiben schneiden. Die kalte Suppe auf Schalen verteilen und mit den Radieschenscheiben und den beiseitegelegten Dillspitzen garnieren. Mit den Sonnenblumenkernen bestreuen.

Für 2 Personen
Zubereitung: 20 Min.
Kühlen: 1 Std.
Pro Portion ca. 255 kcal, 12 g EW, 15 g F, 15 g KH

½ große Salatgurke (ca. 250 g)
½ reife Avocado
½ Bund Dill
1 EL Zitronensaft
500 ml Buttermilch (1,5 % Fett)
1 TL Apfelessig
Salz | Pfeffer
1 EL Sonnenblumenkerne
6 Radieschen

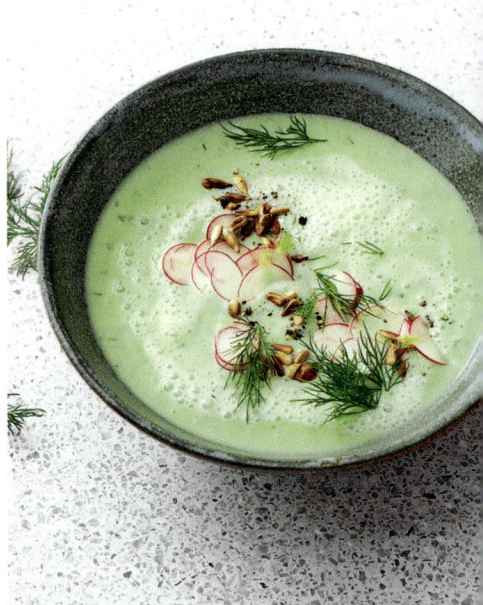

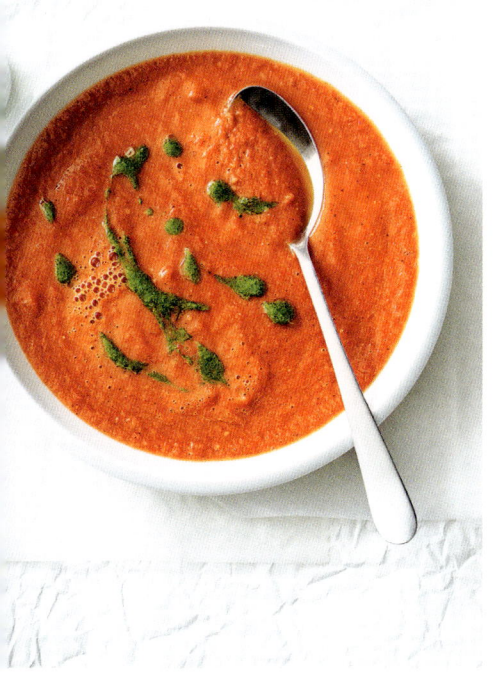

Tomatensuppe mit grünem Öl

1. Das Öl in einem großen Topf erhitzen. Zwiebel, Knoblauch und Chili darin bei mittlerer Hitze ca. 7 Min. anbraten. Garam Masala einrühren. Kirschtomaten, stückige Tomaten und Brühe zugeben. Aufkochen und zugedeckt bei kleiner Hitze ca. 12 Min. köcheln lassen. Die Suppe dann pürieren und bei Bedarf 50 ml Wasser untermixen.

2. Inzwischen die Petersilie waschen, sehr gut trocken schütteln und grob hacken. Mit dem Olivenöl in einen hohen Rührbecher geben und zügig pürieren. Die Suppe mit Salz, Pfeffer und Zucker abschmecken. In zwei Suppenschalen anrichten, mit dem Petersilienöl beträufeln und servieren. Übriges Petersilienöl abgedeckt bis zu 1 Woche im Kühlschrank aufbewahren.

3. Zwiebel und Knoblauch schälen und sehr fein würfeln. Die Chili waschen und samt Kernen in feine Ringe schneiden. Die Kirschtomaten waschen und halbieren.

Für 2 Personen
Zubereitung: 25 Min.
Pro Portion ca. 325 kcal, 5 g EW, 26 g F, 15 g KH

1 Zwiebel
1 Knoblauchzehe
1 rote Chilischote
250 g Kirschtomaten
1 EL Öl
1 TL Garam Masala
1 Dose stückige Tomaten (400 g)
250 ml Gemüsebrühe
1 Bund Petersilie
100 ml Olivenöl
Salz, schwarzer Pfeffer
1 Prise Zucker

Paprika-Bohnen-Suppe

1. Paprika waschen, halbieren, von weißen Trennwänden und Kernen befreien, in ca. 1 cm große Würfel schneiden. Zwiebel und Knoblauch schälen und fein würfeln.

2. Das Öl in einem Topf erhitzen und Zwiebel und Knoblauch darin bei mittlerer Hitze ca. 2 Min. dünsten. Paprikawürfel dazugeben und ca. 3 Min. mitdünsten. Paprikamark einrühren und kurz andünsten. Tomaten und Brühe zugießen und den Oregano einrühren. Die Suppe aufkochen und zugedeckt bei mittlerer Hitze ca. 10 Min. köcheln.

3. Inzwischen die Mandeln in einer Pfanne ohne Fett bei mittlerer Hitze goldbraun rösten, dann auf einem Teller abkühlen lassen. Zitrone heiß waschen, abtrocknen und die Schale fein abreiben. Petersilie waschen, trocken schütteln, die Blätter abzupfen und diese hacken. Alle drei Zutaten in einer Schale zu einer Gremolata mischen.

4. Bohnen in ein Sieb abgießen, kalt abspülen, abtropfen lassen und in die Suppe geben. Diese einmal aufkochen, dann mit dem Pürierstab fein pürieren und mit Salz und Pfeffer abschmecken. Die Suppe auf zwei tiefe Teller verteilen, mit der Gremolata bestreuen und servieren.

Für 2 Personen
Zubereitung: 30 Min.
Pro Portion ca. 235 kcal, 10 g EW, 12 g F, 20 g KH

2 rote Paprika
1 Zwiebel
1 Knoblauchzehe
1 EL Olivenöl
1 EL Paprikamark (ersatzweise Tomatenmark)
200 ml passierte Tomaten (aus der Dose)
500 ml Gemüsebrühe
1 TL getrockneter Oregano
20 g gehackte Mandeln
½ Bio-Zitrone
½ Bund Petersilie
130 g weiße Bohnen (aus der Dose)
Salz
Pfeffer

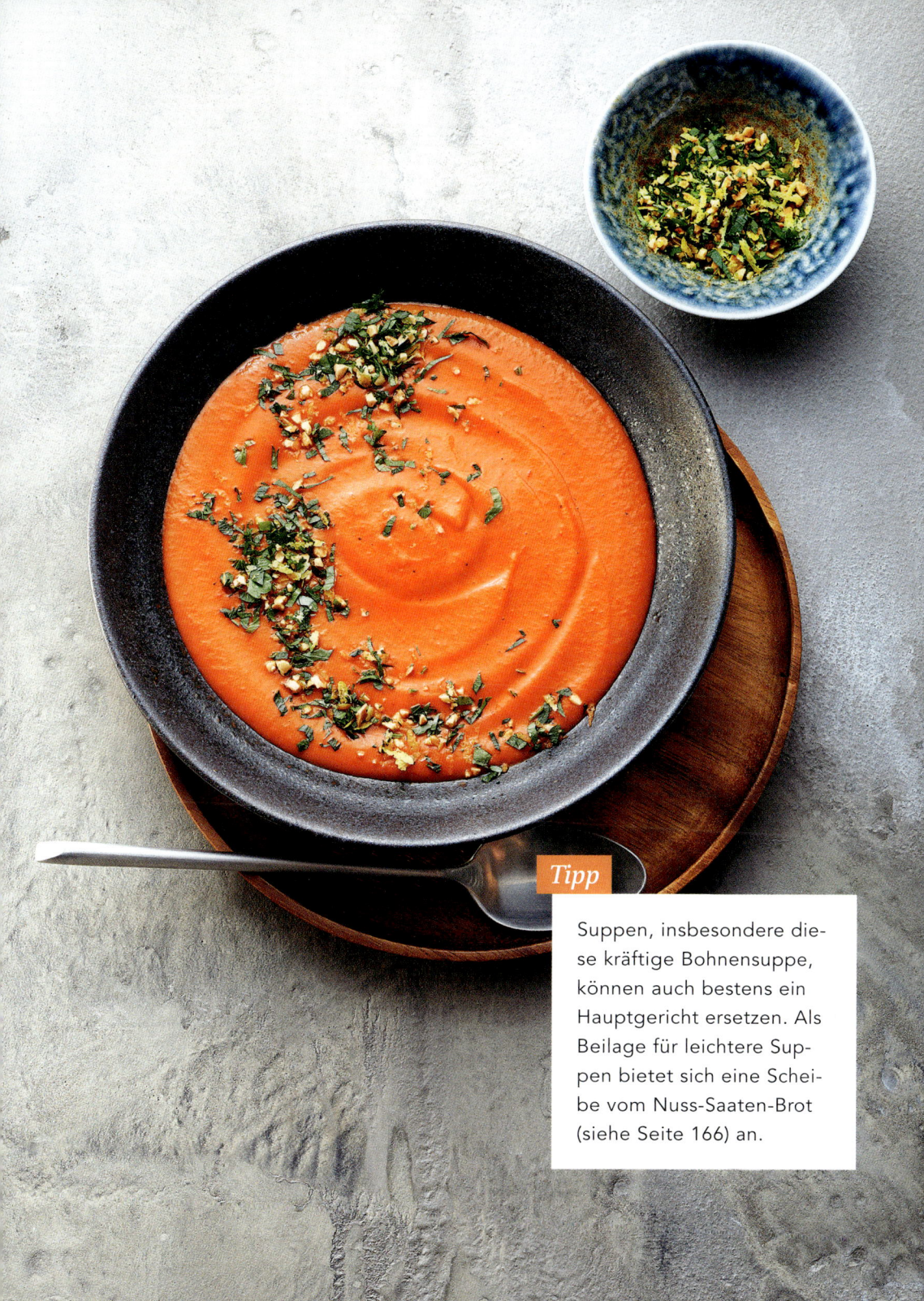

Tipp

Suppen, insbesondere die-
se kräftige Bohnensuppe,
können auch bestens ein
Hauptgericht ersetzen. Als
Beilage für leichtere Suppen bietet sich eine Scheibe vom Nuss-Saaten-Brot
(siehe Seite 166) an.

Spinatpizza mit Blumenkohlboden

1. Backofen auf 180° Umluft vorheizen. Blumenkohl waschen, putzen und die Röschen im Blitzhacker reiskorngroß hacken. Blumenkohlreis mit dem Emmentaler mischen und auf zwei mit Backpapier ausgelegten Blechen je ca. 28 cm kreisrund dünn ausstreichen. Im Ofen (Mitte) 10 Min. backen.

2. Inzwischen den Spinat im Sieb abtropfen lassen und leicht ausdrücken. Zwiebel schälen und in feine Ringe schneiden. Skyr, Kräuter und Salz miteinander vermengen und auf den vorgebackenen Böden verteilen, mit Spinat und Zwiebelringen bestreuen und in weiteren 10 Min. fertig backen.

Für 2 Portionen
Zubereitung: 35 Min.
Pro Portion ca. 492 kcal, 44 g EW, 24 g F, 14 g KH

700 g Blumenkohl
150 g geriebener Emmentaler
300 g TK-Spinat (aufgetaut)
1 rote Zwiebel
200 g Skyr
2 TL getrocknete italienische Kräuter
½ TL Salz

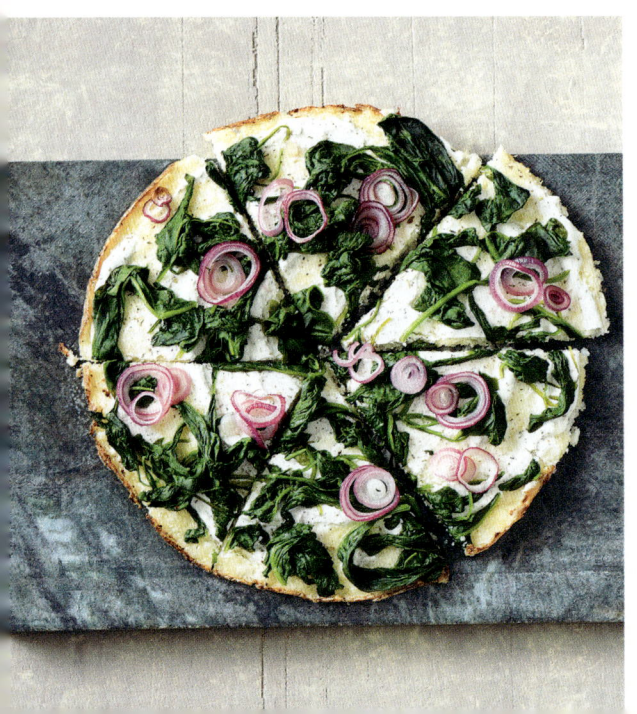

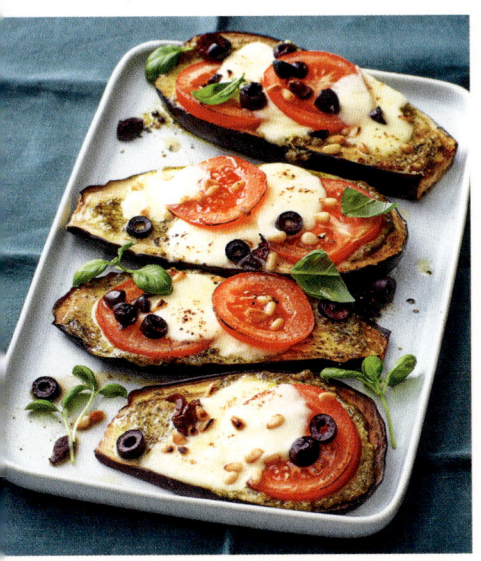

Überbackene Auberginenscheiben

Für 2 Personen

Zubereitung: 25 Min.

Ziehen: 10 Min.

Garen: 15 Min.

Pro Portion ca. 365 kcal, 19 g EW, 27 g F, 12 g KH

2 Auberginen (ca. 500 g)

Salz

Pfeffer

2 EL Olivenöl

300 g Tomaten

125 g Mozzarella light (mind. 20 % Fett i.Tr.)

30 g schwarze Oliven (z. B. Kalamata; entsteint)

4 TL Basilikum-Pesto

1 EL Pinienkerne

2 Stiele Basilikum

1. Backofen auf 220° vorheizen. Ein Backblech mit Backpapier belegen. Die Auberginen putzen, waschen und längs in 8 ca. 1 cm dicke Scheiben schneiden. Nebeneinander auf die Arbeitsfläche legen, leicht salzen und ca. 10 Min. ziehen lassen.

2. Auberginen mit Küchenpapier abtupfen, mit Salz und Pfeffer würzen und nebeneinander auf das Blech legen. Mit dem Öl bestreichen und im Ofen (Mitte) ca. 10 Min. garen.

3. Inzwischen Tomaten waschen und in Scheiben schneiden, dabei die Stielansätze entfernen. Mozzarella und Oliven ebenfalls in Scheiben schneiden.

4. Die Auberginen aus dem Ofen nehmen und mit dem Pesto bestreichen. Die Tomaten- und Mozzarellascheiben leicht überlappend darauf verteilen. Zuletzt die Auberginen mit Oliven und Pinienkernen bestreuen und im Ofen (Mitte) noch ca. 5 Min. überbacken.

5. Zum Servieren das Basilikum waschen, trocken schütteln und die Blätter abzupfen. Die Auberginen aus dem Ofen nehmen, auf Teller verteilen und mit Basilikum garnieren.

Masala-Hähnchen mit Möhrenspaghetti

1. Hähnchenbrustfilet kalt abwaschen, trocken tupfen und in 3 cm dicke Stücke schneiden.

2. Knoblauch schälen und fein hacken. Die Limette auspressen. Beides mit Joghurt, Garam Masala, Kurkuma, Zimt, Chili und Salz in eine Schüssel geben und gründlich verrühren. Die Hähnchenstücke dazugeben, unterrühren und für mindestens 4 Std. (am besten über Nacht) im Kühlschrank abgedeckt marinieren lassen.

3. Nach der Marinierzeit den Ofen auf 230° Ober-/Unterhitze vorheizen, das Fleisch mit der Sauce in eine Auflaufform geben und im vorgeheizten Ofen 20 Min. garen.

4. Inzwischen die Möhren putzen und mit dem Spiralschneider zu Spaghetti schneiden. Diese in einer Schüssel mit dem Sesamöl marinieren.

5. Die Nudeln auf zwei Teller verteilen, mit Schwarzkümmelsamen bestreuen, das gebackene Hähnchen darübergeben und servieren.

Für 2 Portionen
Zubereitung: 30 Min.
Marinierzeit: 4 Std. oder über Nacht
Pro Portion ca. 409 kcal, 53 g E, 11 g F, 19 g KH

400 g Hähnchenbrustfilet
1 Knoblauchzehe
½ Limette
200 g griechischer Joghurt
1 EL Garam Masala
½ TL gemahlene Kurkuma
½ TL gemahlener Zimt
¼ TL gemahlene Chili
½ TL Salz
350 g Möhren
3 TL geröstetes Sesamöl
1 TL Schwarzkümmelsamen (alternativ Sesam)

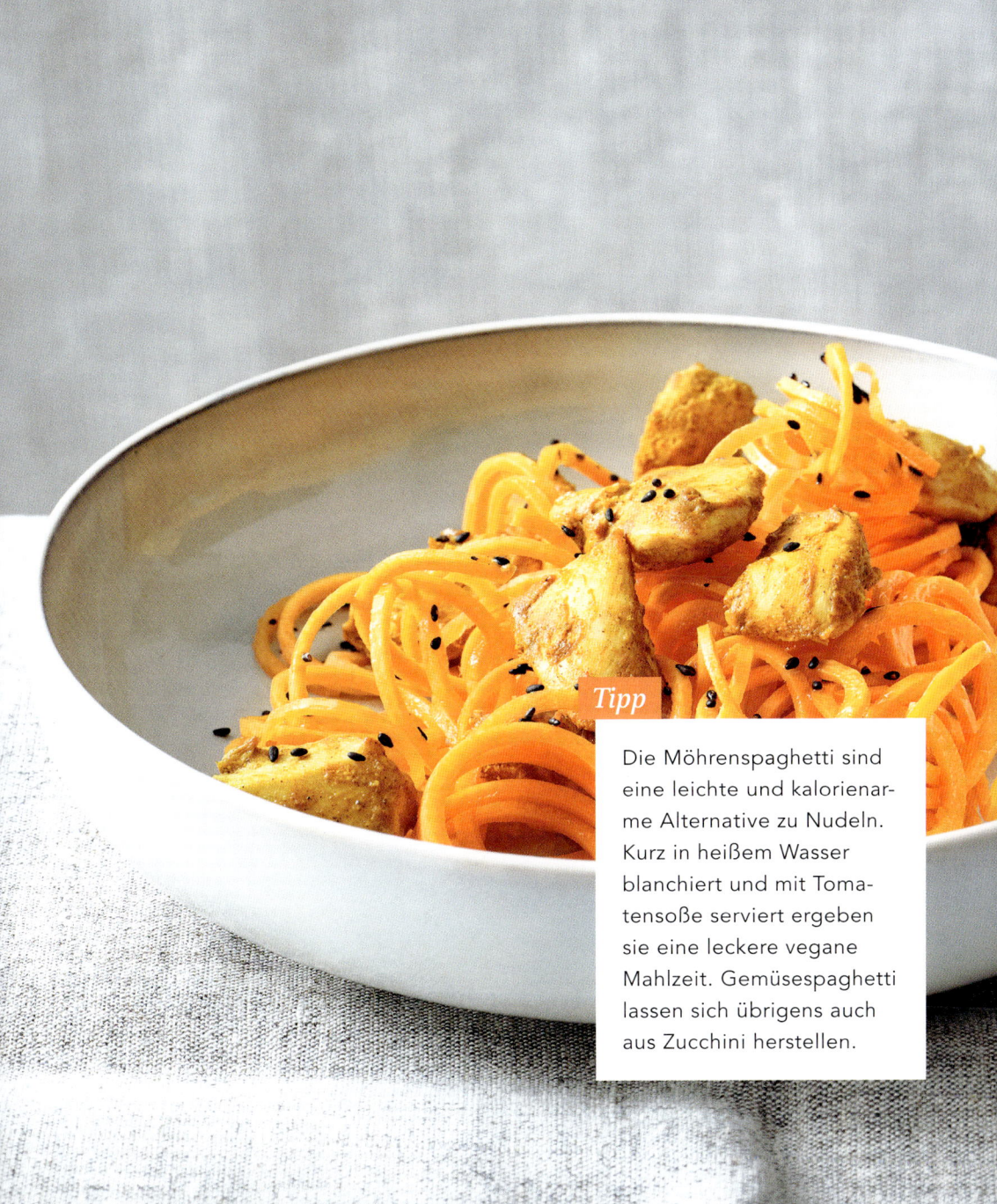

Tipp

Die Möhrenspaghetti sind eine leichte und kalorienarme Alternative zu Nudeln. Kurz in heißem Wasser blanchiert und mit Tomatensoße serviert ergeben sie eine leckere vegane Mahlzeit. Gemüsespaghetti lassen sich übrigens auch aus Zucchini herstellen.

Asiatische Gemüse-Hack-Pfanne

1. Brokkoli putzen und waschen. Möhren schälen und in feine Stifte schneiden. Ingwer und Schalotte schälen und fein würfeln. Die Sprossen in einem Sieb abbrausen und gut abtropfen lassen.

2. Im Wok 1 EL helles Sesamöl erhitzen und das Hackfleisch darin bei mittlerer bis starker Hitze in 3–4 Min. unter Wenden braun und krümelig braten, herausnehmen und beiseitestellen. Das restliche helle Sesamöl im Wok erhitzen und Brokkoli und Möhren darin bei starker Hitze ca. 5 Min. unter Rühren braten. Zuletzt Ingwer und Schalotte hinzufügen und ebenfalls kurz mitbraten.

3. In einer kleinen Schüssel die Brühe mit Sojasauce und geröstetem (!) Sesamöl verrühren und zum Gemüse-Mix geben. Sprossen und Hackfleisch unterheben und alles zugedeckt noch ca. 5 Min. ziehen lassen. Mit Salz und Pfeffer abschmecken.

4. Koriander waschen, trocken schütteln, die Blätter abzupfen und grob hacken. Die Hackpfanne auf Teller verteilen und mit Sesam und Koriandergrün bestreuen. Schmeckt heiß oder lauwarm.

Für 2 Personen
Zubereitung: 30 Min.
Pro Portion ca. 390 kcal, 26 g EW, 27 g F, 9 g KH

250 g Brokkoliröschen
200 g Möhren
1 Stück Ingwer (ca. 1 cm lang)
1 Schalotte
100 g Mungbohnensprossen (nach Belieben)
2 EL helles Sesamöl
200 g mageres Rinderhackfleisch
50 ml Gemüsebrühe
2 EL Sojasauce (z. B. Tamari)
2 TL geröstetes Sesamöl
Salz
Pfeffer
einige Blätter Koriandergrün
1 EL heller Sesam

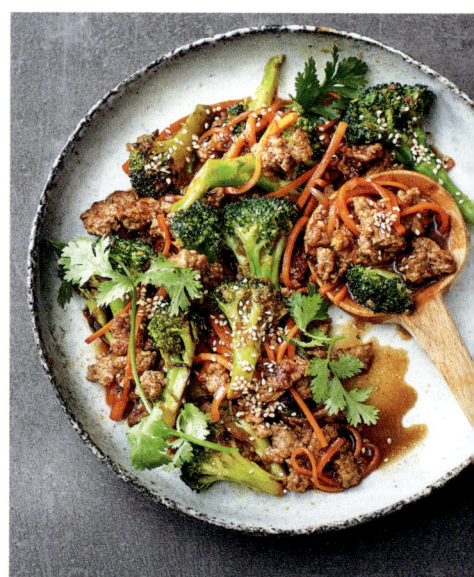

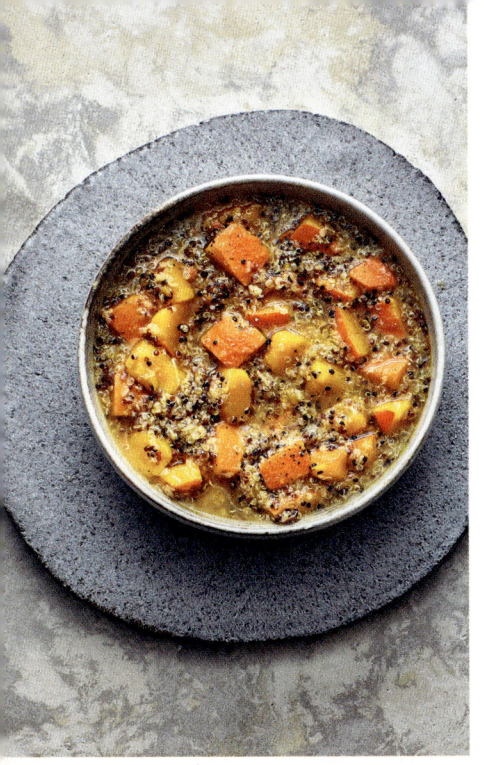

Kürbis-Quinoa-Eintopf

1. Den Kürbis waschen, trocken reiben und halbieren, die Kerne und Fasern mit einem Löffel entfernen. Den Kürbis erst in ca. 2 cm breite Spalten, diese dann quer in ca. 2 cm große Stücke schneiden.

2. Das Olivenöl in einem Topf erhitzen und den Kürbis darin bei mittlerer Hitze ca. 3 Min. unter Rühren andünsten. Mit Ras el Hanout bestäuben und kurz weiter-dünsten. Die Brühe dazugießen und lang-sam zum Kochen bringen.

3. Die Quinoa in einem Sieb lauwarm ab-spülen und abtropfen lassen. In den Ein-topf geben, alles erneut aufkochen und zugedeckt bei kleiner bis mittlerer Hitze 15–20 Min. kochen, bis die Quinoa biss-fest ist.

4. Den Eintopf mit Salz und Pfeffer ab-schmecken und in tiefen Tellern anrich-ten.

Für 2 Personen
Zubereitung: 40 Min.
Pro Portion ca. 285 kcal, 8 g EW, 8 g F, 51 g KH

1 kleiner oder ein halber
Hokkaido-Kürbis (ca. 500 g)

1 EL Olivenöl

1 TL Ras el Hanout
(orientalische Gewürzmischung)

400 ml Gemüsebrühe

60 g bunte Quinoa

Salz

Pfeffer

Wirsing-Fisch-Lasagne

1. Salzwasser (2 l) in einem Topf aufkochen. Wirsingblätter längs halbieren und die dicken Strünke herausschneiden. Die Blätter 5 Min. blanchieren, abgießen und abtropfen lassen.

2. Zwiebel schälen und fein würfeln. Öl in einem Topf erhitzen und die Zwiebel darin 2 Min. andünsten. Tomaten dazugeben und mit Salz, Pfeffer und Oregano würzen. Die Sauce aufkochen und 10 Min. offen bei mittlerer Hitze köcheln lassen.

3. Inzwischen den Parmesan reiben. Den Backofen auf 180° vorheizen. Den Fisch kalt abspülen, gut trocken tupfen, salzen und pfeffern. Wirsingblätter ebenfalls gut trocken tupfen.

4. Die Tomatensauce mit Salz und Pfeffer abschmecken. Die Zutaten wie folgt in die Form schichten: Soße, Wirsingblätter, Soße, Fisch, Wirsingblätter, Soße, Fisch, Wirsing, Soße. Ricotta darauf verstreichen, Parmesan darüberstreuen.

5. Die Lasagne mit dem restlichen Öl beträufeln, im heißen Ofen (Mitte) in 35 Min. goldbraun überbacken, dann herausnehmen und 10 Min. ruhen lassen. Lasagne in 2 Stücke schneiden, auf Tellern anrichten und mit der Sauce, die sich beim Backen gebildet hat, übergießen.

Für 2 Personen

Zubereitung: 35 Min.

Backen: 35 Min.

Pro Portion ca. 520 kcal, 52 g E, W 29 g F, 11 g KH

Salz

200 g Wirsing (große Blätter)

1 kleine Zwiebel

2 EL Olivenöl

1 Dose stückige Tomaten (400 g)

Pfeffer

1 TL getrockneter Oregano

25 g Parmesan

400 g Rotbarschfilets in 10 dünnen Stücken

125 g Ricotta

Außerdem

Auflaufform (ca. 20 × 30 cm)

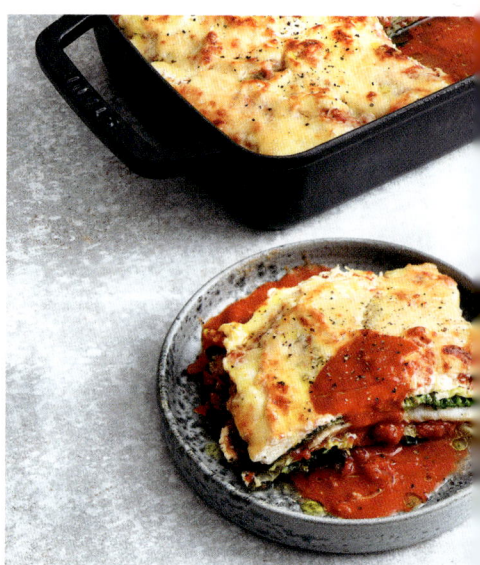

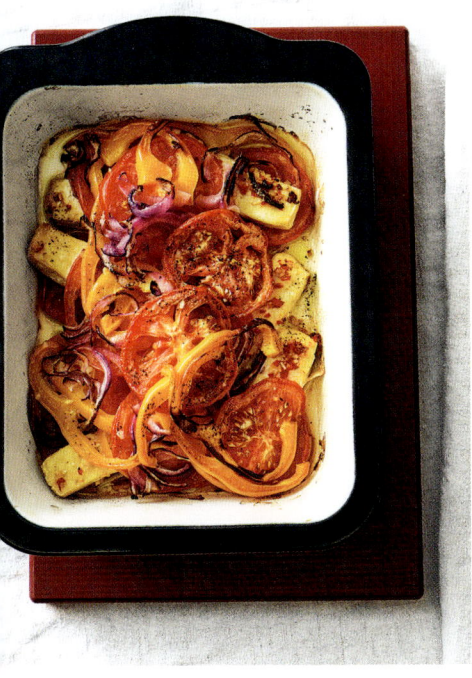

Griechischer-Tomaten-Tofu-Auflauf

1. Den Backofen auf 200° vorheizen. Den Tofu in 5 mm dicke Scheiben schneiden und in eine Auflaufform legen.

2. Knoblauch schälen und in eine kleine Schale pressen. Chili waschen, halbieren, weiße Trennwände und Kerne entfernen. Die Hälften fein hacken. Chili und 2 EL Olivenöl unter den Knoblauch rühren. Die Tofuscheiben mit dem Würzöl bestreichen oder beträufeln, dann sehr gut salzen und pfeffern.

3. Paprika waschen, halbieren, weiße Trennwände und Kerne entfernen. Die Hälften in dünne Streifen schneiden. Zwiebel schälen, halbieren und in feine Halbringe schneiden. Tomaten waschen und den Stielansatz keilförmig herausschneiden. Die Tomaten dann in dünne Scheiben schneiden.

4. Das Gemüse auf den Tofuscheiben verteilen und mit Kräutern, Salz und Pfeffer würzen. Den Auflauf mit dem restlichen Olivenöl (1 EL) beträufeln und im Ofen (Mitte) ca. 35 Min. backen. Herausnehmen und heiß servieren.

Für 2 Personen
Zubereitung: 15 Min.
Backen: 35 Min.
Pro Portion ca. 295 kcal, 14 g EW, 22 g F, 10 g KH

200 g Tofu
2 Knoblauchzehen
1 rote Chilischote
3 EL Olivenöl
Salz
schwarzer Pfeffer
1 gelbe Paprika
1 rote Zwiebel
2 große Tomaten
2 TL getrocknete mediterrane Kräuter

Ratatouille aus dem Ofen mit Feta

1. Backofen auf 200° vorheizen. Fenchel putzen, längs halbieren, vom Strunk befreien und waschen. Die Knolle in 2 cm große Würfel schneiden. Zucchino waschen, putzen, längs vierteln und quer in 1 cm dicke Scheiben schneiden. Paprika halbieren, weiße Trennwände und Kerne entfernen, die Hälften waschen und 2 cm groß würfeln. Zwiebel schälen und würfeln. Rosmarin waschen und trocken schütteln. Von 1 Zweig die Nadeln abzupfen und hacken. Den übrigen Zweig in vier Stücke schneiden.

2. Das Gemüse in die Auflaufform geben. Tomatenmark, Tomaten, Oliven, gehackte Rosmarinnadeln, 2 EL Olivenöl sowie Salz und Pfeffer dazugeben und alles kräftig durchmischen. Das Ratatouille zugedeckt im heißen Ofen (Mitte) 45 Min. garen. Inzwischen den Schafskäse in vier Stücke schneiden.

3. Nach der Garzeit das Ratatouille aus dem Ofen nehmen und mit Salz und Pfeffer abschmecken. Fetastücke auf dem Gemüse verteilen und jeweils ein Stück Rosmarin darauflegen. Den Käse mit dem restlichen Öl beträufeln und alles im heißen Ofen (Mitte) weitere 15 Min. offen backen.

Für 2 Personen
Zubereitung: 15 Min.
Backen: 1 Std.
Pro Portion ca. 305 kcal, 13 g EW, 23 g F, 11 g KH

1 kleine Knolle Fenchel (ca. 150 g)
1 kleiner Zucchino (ca. 150 g)
1 gelbe Paprika
1 kleine Zwiebel
1 Zweig Rosmarin
1 EL Tomatenmark
1 kleine Dose stückige Tomaten (200 g)
30 g schwarze Oliven
3 EL Olivenöl
Salz, Pfeffer
100 g Schafskäse (Feta)

Außerdem
Auflaufform mit Deckel (ca. 25 × 30 cm)

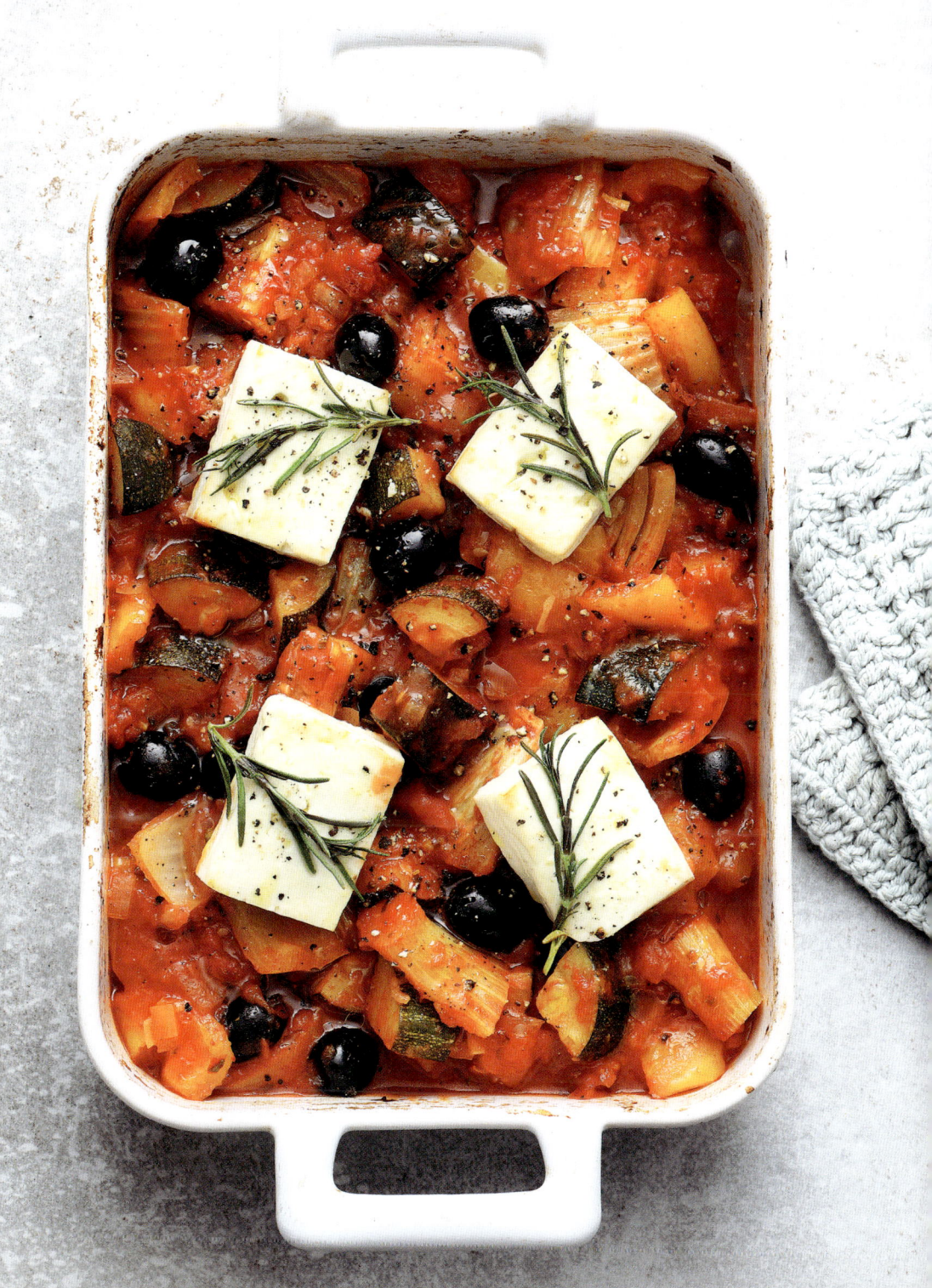

Chili con Carne

1. Die Rinderschulter zunächst in feine Scheiben schneiden, diese dann in Streifen und schließlich fein hacken (etwas gröber als Hackfleisch). Zwiebel schälen und fein würfeln. Koriander waschen, trocken schütteln, Blätter abzupfen und grob hacken. Die Kidneybohnen und den Mais in ein Sieb abgießen, abspülen und abtropfen lassen.

2. Öl in einer Pfanne erhitzen, das Rindfleisch unter Wenden 3 Min. scharf anbraten, dann die Zwiebel zugeben und für weitere 2 Min. braten. Kreuzkümmel, Zimt und Chili mit in die Pfanne geben und unter weiterem Rühren für 1 Min. mitrösten, dann mit Tomatenstücken und mit 200 ml Wasser ablöschen, salzen, einmal aufkochen und abgedeckt 20 Min. bei kleiner Hitze köcheln lassen. 5 Min. vor Ende der Garzeit Bohnen und Mais zum Erwärmen mit hineingeben.

3. Zum Servieren das Chili con Carne auf zwei tiefe Teller verteilen, in die Mitte je die Hälfte der sauren Sahne geben und mit Koriander bestreut servieren.

Für 2 Portionen
Zubereitung: 40 Min.
Pro Portion ca. 425 kcal, 39 g EE, 19 g F, 19 g KH

300 g magere Rinderschulter

1 rote Zwiebel

6 Stängel Koriander

75 g Kidneybohnen (Konserve, Abtropfgewicht)

75 g Mais (Konserve, Abtropfgewicht)

1 EL Rapsöl

½ TL gemahlener Kreuzkümmel

½ TL gemahlener Zimt

¼ TL gemahlene Chilischote

400 g Tomatenstücke (Konserve)

½ TL Salz

100 g saure Sahne

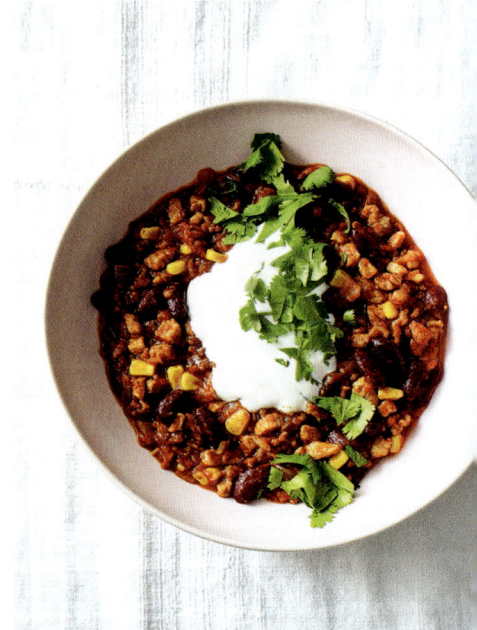

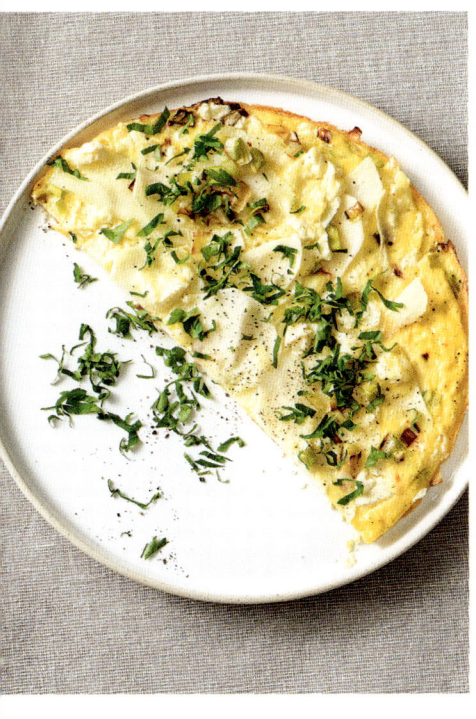

Kohlrabi-Fritatta

1. Kohlrabi schälen und in feine Scheiben hobeln. Den Lauch putzen, waschen und fein hacken. Petersilie waschen, trocknen, Blätter abzupfen und grob hacken. Den Feta fein zerbröseln.

2. Eier und Milch in einem Rührbecher verquirlen und kräftig salzen und pfeffern.

3. Eine beschichtete Pfanne mit Öl erhitzen, gehackten Lauch 1 Min. scharf anbraten. Auf kleine Hitze reduzieren, die Kohlrabischeiben untermischen, den Feta drüberbröseln und mit der Eiermilch übergießen. Abgedeckt bei kleiner Hitze 15 Min. stocken lassen. Auf zwei Tellern anrichten, mit Petersilie bestreut servieren.

Für 2 Personen
Zubereitung: 30 Min.
Pro Portion ca. 532 kcal, 34 g EW, 34 g F, 18 g KH

600 g Kohlrabi
2 Stangen Lauch
10 Stängel Petersilie
160 g Schafskäse (Feta)
4 Eier
150 ml Milch (fettarm)
Salz
Pfeffer
1 EL Rapsöl

Sachregister

Bücher und Adressen, die weiterhelfen

Bücher

Veröffentlichungen der Autoren (Auswahl):

Theiss, Dr. med. Christine: *Pimp your Running,* ZS Verlag 2016.

Theiss, Dr. med. Christine: *Ich mach dich fit!,* ZS Verlag 2014.

Theiss, Dr. med. Christine: *The Biggest Loser,* ZS Verlag 2013.

Worm, Prof. Dr. Nicolai; Mangiameli, Franca; Lemberger, Heike: *Flexi Carb – Das Kochbuch,* RIVA 2015.

Worm, Prof. Dr. Nicolai: *Flexi Carb: Lebensstil beachten – Kohlenhydrate anpassen. Schlank und gesund bleiben,* RIVA 2015.

Worm, Prof. Dr. Nicolai; Mangiameli, Franca; Lemberger, Heike: *Die neue LOGI-Diät,* RIVA 2019.

Worm, Prof. Dr. Nicolai; Teutsch, Melanie: *Die 4-Wochen-Kur gegen Fettleber,* TRIAS 2019.

Worm, Prof. Dr. Nicolai; Teutsch, Melanie: *Leberfasten nach Dr. Worm,* TRIAS 2018.

Bücher aus dem Gräfe und Unzer Verlag

Keuthage, Dr. med. Winfried: *Abnehmen mit der HAWEI-Methode,* 2022.

Kleine-Gunk, Dr. med. Bernd; Hobelsberger, Bernhard: *Scheinfasten – Das Rezeptbuch,* 2023.

Schocke, Sarah: *Abnehmen am Bauch – Das Rezeptbuch,* 2023.

Smollich, Prof. Dr. Martin: *Das große Praxisbuch Ernährungsmedizin,* 2022.

Tschirner, Thorsten: *Mit 50 fitter als mit 30,* 2021.

Adressen:

Deutsche Diabetes Gesellschaft (DDG) e.V.: www.ddg.info

Deutsche Adipositas Gesellschaft (DAG) e.V.: www.adipositas-gesellschaft.de

Bundesverband Deutscher Ernährungsmediziner (BDEM) e.V.: www.bdem.de

Deutsche Gesellschaft für Ernährung (DGE): www.dge.de

Die Quellen zum Buch finden Sie unter www.gu.de/liebe-leichter_quellenverzeichnis/

Dank

Unser besonderer Dank gilt unserer Lektorin Ulrike Auras für ihre aufmerksamen, kritischen und auch kreativen Eingriffe. Großer Dank gebührt auch Anne und Paul (Namen geändert) für ihre Interviewbeiträge und nicht zuletzt unseren Familien für ihr Verständnis und ihre Unterstützung.

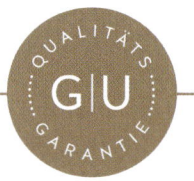

LIEBE LESERINNEN UND LESER,

wir wollen Ihnen mit diesem Buch Informationen und Anregungen geben, um Ihnen das Leben zu erleichtern oder Sie zu inspirieren, Neues auszuprobieren. Wir achten bei der Erstellung unserer Bücher auf Aktualität und stellen höchste Ansprüche an Inhalt und Gestaltung. Alle Anleitungen und Rezepte werden von unseren Autoren, jeweils Experten auf ihren Gebieten, gewissenhaft erstellt und von unseren Redakteur*innen mit größter Sorgfalt ausgewählt und geprüft.

Haben wir Ihre Erwartungen erfüllt? Sind Sie mit diesem Buch und seinen Inhalten zufrieden? Wir freuen uns auf Ihre Rückmeldung. Und wir freuen uns, wenn Sie diesen Titel weiterempfehlen, in Ihrem Freundeskreis oder bei Ihrem Online-Kauf.

Sollten wir Ihre Erwartungen so gar nicht erfüllt haben, tauschen wir Ihnen Ihr Buch jederzeit gegen ein gleichwertiges zum gleichen oder ähnlichen Thema um.

KONTAKT ZUM LESERSERVICE

GRÄFE UND UNZER VERLAG
Grillparzerstraße 12
81675 München
www.gu.de

Impressum

© 2023 GRÄFE UND UNZER VERLAG GmbH, Postfach 860366, 81630 München

GU ist eine eingetragene Marke der GRÄFE UND UNZER VERLAG GmbH, www.gu.de

ISBN 978-3-8338-8979-0
1. Auflage 2023

Alle Rechte vorbehalten. Nachdruck, auch auszugsweise, sowie Verbreitung durch Bild, Funk, Fernsehen und Internet, durch fotomechanische Wiedergabe, Tonträger und Datenverarbeitungssysteme jeder Art nur mit schriftlicher Genehmigung des Verlages.

Projektleitung: Stella Schossow
Lektorat: Ulrike Auras
Bildredaktion: Simone Hoffmann
Umschlaggestaltung: ki36 Editorial Design, München, Daniela Hofner
Layout: ki36 Editorial Design, München, Katja Wohnrath; Modifizierung des Layouts im Satz: griesbeckdesign, Dorothee Griesbeck, München
Herstellung: Susanne Fuhrmann
Reproduktion: Longo AG, Bozen
Druck und Bindung: Drukarnia Dimograf, Polen

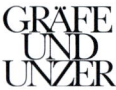

Ein Unternehmen der
GANSKE VERLAGSGRUPPE

Umwelthinweis:

Nachhaltigkeit ist uns sehr wichtig. Der Rohstoff Papier ist in der Buchproduktion hierfür von entscheidender Bedeutung. Daher ist dieses Buch auf PEFC-zertifiziertem Papier gedruckt. PEFC garantiert, dass ökologische, soziale und ökonomische Aspekte in der Verarbeitungskette unabhängig überwacht werden und lückenlos nachvollziehbar sind.

Bildnachweis:

Cover: Stocksy
Foto- und Videoproduktion: GU/ Goran Gajanin/Das Kraftbild
Illustrationen: GU/Alex Vent/ scientific illustrations
Adobe Stock: S. 6, 139; GU-Archiv/Grossmann.Schürle: S. 171, 172, 177, 180, 181; GU-Archiv/ Florian Hauer: S. 106; GU-Archiv/JUNI Fotografen: S. 169; GU-Archiv/Coco Lang: S. 161, 168, 173, 176, 179, 183, 186, 187; GU-Archiv/Mathias Neubauer: S. 182, 185; GU-Archiv/Wolfgang Schardt: S. 160, 163; GU-Archiv/ Katrin Winner: S. 164, 165, 167, 175; Sandra Eckhardt: hintere Klappe oben; Thomas Leidig: hintere Klappe unten
Syndication: www.imageprofessionals.com

Wichtiger Hinweis:

Die Gedanken, Methoden und Anregungen in diesem Buch stellen die Meinung bzw. Erfahrung der Verfasser dar. Sie wurden von den Autoren nach bestem Wissen erstellt und mit größtmöglicher Sorgfalt geprüft. Sie bieten jedoch keinen Ersatz für persönlichen kompetenten medizinischen Rat. Jede Leserin, jeder Leser ist für das eigene Tun und Lassen auch weiterhin selbst verantwortlich. Weder Autoren noch Verlag können für eventuelle Nachteile oder Schäden, die aus den im Buch gegebenen praktischen Hinweisen resultieren, eine Haftung übernehmen.